常见神经系统疾病理论与实践

高富娟　等　主编

U0370145

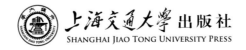

上海交通大学出版社
SHANGHAI JIAO TONG UNIVERSITY PRESS

内容提要

　　本书首先介绍了神经系统疾病常用检查方法，为临床疾病诊断奠定基础；然后围绕临床常见病与多发病进行详细阐述，主要对疾病病因、临床表现、辅助检查、诊断与鉴别诊断、临床治疗进行重点阐述，在疾病病因、诊断、临床诊疗的阐述过程中融入诸多新理论、新技术和新方法。因此，本书适合于在一线工作的临床医师，也适合在校医学生、进修生参考阅读。

图书在版编目（CIP）数据

　　常见神经系统疾病理论与实践／高富娟等主编. --
上海 ：上海交通大学出版社，2022.8
　　ISBN 978-7-313-26491-6

　　Ⅰ. ①常… Ⅱ. ①高… Ⅲ. ①神经系统疾病－诊疗
Ⅳ. ①R741

　　中国版本图书馆CIP数据核字（2022）第204191号

常见神经系统疾病理论与实践
CHANGJIAN SHENJING XITONG JIBING LILUN YU SHIJIAN

主　　编：高富娟　等
出版发行：上海交通大学出版社　　　　　　　地　　址：上海市番禺路951号
邮政编码：200030　　　　　　　　　　　　电　　话：021-64071208
印　　制：广东虎彩云印刷有限公司
开　　本：710mm×1000mm　1/16　　　　　经　　销：全国新华书店
字　　数：204千字　　　　　　　　　　　　印　　张：11.75
版　　次：2022年8月第1版　　　　　　　　插　　页：2
书　　号：ISBN 978-7-313-26491-6　　　　 印　　次：2022年8月第1次印刷
定　　价：198.00元

版权所有　侵权必究
告读者：如发现本书有印装质量问题请与印刷厂质量科联系
联系电话：010-84721811

编委会

◎ 主 编　高富娟　武俊丹

◎ 副主编　付亿玲　张　伟

　　　　　何　静　郭玉珍

　　　　　刘　鹏　王少颖

◎ 编　委（按姓氏笔画排序）

　　　　　王少颖　牛兆青　付亿玲

　　　　　成　玉　刘　鹏　何　静

　　　　　张　伟　武俊丹　林　磊

　　　　　高富娟　郭玉珍

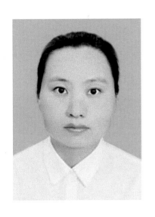

◎ **高富娟**

副主任医师，毕业于滨州医学院临床专业，毕业后就职于曹县人民医院神经内科。对脑血管病、癫痫、神经系统感染性疾病、脱髓鞘疾病等疾病的治疗有丰富的临床经验。发表论文《丁苯肽胶囊联合尼麦角林治疗血管性认知障碍疗效观察》等8篇。

前 言
FOREWORD

　　随着医学技术日新月异的进步,也带来了神经科学诊疗方面突飞猛进的发展。分子生物学和神经影像学的技术发展,大大提高了神经疾病诊断的准确性;发病机制研究的进展和疗效评价方法的改进,使越来越多的治疗方法被开发和证明有效,可供临床医师选用。这些进展又带来对既往固有观念的质疑并引发新的研究思路,例如CT的使用不仅能准确鉴别脑出血和脑梗死,还使已放弃多年的溶栓和抗凝治疗成为临床研究新的热点。现在的神经科医师已经摆脱了过去在诊断和治疗方法方面选择性较小的尴尬境地,甚至在某些领域出现了有较多方法可供优化选择的可观局面。如何从众多诊断和治疗方法中为患者筛选有益、安全、经济、方便、个人满意的方案已经成为当今临床医师面临的新挑战。为提高神经系统疾病的临床诊断和治疗水平,应对这一挑战,我们特组织相关专家共同编写了这本《常见神经系统疾病理论与实践》。

　　本书在内容编写方面注重启迪思维。希望通过诊断和治疗方面热点、难点和争议的介绍,提升医师在临床诊疗方面的思维能力。本书特色有3点:①培养科学思维方法。通过介绍神经主要疾病诊治方法的来龙去脉、发展轨迹、优势与局限和尚未解决的问题等,在理论知识基础上,进一步加深对神经疾病本质和规律的认识,培养医师不断探索的科研意识和创新思维能力。②突出循证医学理念。使读者了解正确的诊断应依靠

1

尽可能好的证据（临床表现和辅助检查），正确的治疗方法选择也应参考可靠的证据（高质量的研究）。通过对有关诊治方法的简要评价，培养临床医师对研究结果的评价和鉴别能力。③重点阐述诊断和治疗。介绍了临床实践中重要而常见的疾病情况，与诊治有关的病因、病理生理和发病机制等内容仅做简要介绍，而对诊断依据、诊断思路及治疗方案进行重点阐述。本书适于神经系统疾病从业医师参考阅读，也适用于在校生、进修医师阅读使用。

在编写过程中，我们秉承着精益求精的作风，但由于医学发展日新月异，本书内容仍不能反映神经科学的全部进展，加之写作风格不同、编写时间紧迫，书中难免会存在疏漏和不足之处，望广大读者不吝指正。

《常见神经系统疾病理论与实践》编委会

2022 年 3 月

目 录
CONTENTS

第一章　神经系统疾病常用检查方法

第一节　体格检查

神经系统检查应包括 7 部分:高级神经活动、脑神经、运动系统、感觉系统、反射系统、脑膜刺激征及自主神经系统功能等。应与全身体格检查同时进行。一般情况下,必须自上而下,即头部、颈、胸腹、四肢的顺序,如果患者病情严重、昏迷状态,特别是危重患者,抓紧时间重点进行必要的检查、立即抢救,待脱离危险后再作补充。

一、高级神经活动检查

高级神经功能十分复杂,其障碍涉及范围甚广,包括神经病、精神病及神经心理学等。临床检查主要是意识、语言、精神状态等。

(1)意识状态:有醒觉水平和意识内容改变,出现各种类型的意识障碍。

(2)语言障碍:由于脑受损部位的不同,主要表现多种类型的失语症。

(3)精神异常:出现复杂多样的精神症状,同神经科有关的主要是智能改变。

二、脑神经检查

(一)嗅神经

一般先询问患者有无主观嗅觉障碍,观察鼻腔是否通畅,然后嘱患者闭目,闭塞其一侧鼻孔,将装有香水、松节油、薄荷水等挥发性气味、但无刺激性液体的小瓶,或牙膏、香皂、樟脑等,置于患者另一侧鼻孔下,嘱其说出闻到的气味或物品的名称。然后再按同样方法检查对侧。结果有正常、减退、消失。嗅觉正常时可正确区分各种测试物品的气味,否则为嗅觉丧失,又可分为单侧或双侧嗅觉丧失。嗅觉丧失常由鼻腔病变引起,如感冒、鼻炎等,多是双侧性。在无鼻腔疾病的情况下,单侧嗅觉减退或缺失更有临床意义,多为嗅球或嗅丝损害,可见于前颅凹骨折、嗅沟脑膜瘤等。嗅觉减退尚可见于老年人帕金森病患者。在颞叶海马回遭受病变刺激时则可出现幻嗅。嗅觉过敏多见于癔症。

(二)视神经

1.视力

代表被测眼中心视敏度,检查时应两眼分别测试远视力和近视力。

(1)远视力检查:一般采用国际标准视力表,受试者眼距视标 5 m。常用分数表示视力,分子为被检眼与视力表的距离,分母为正常人能看某视标的距离,如 5/10 是受试者在 5 m 能看清正常人于 10 m 能看清的视标。

(2)近视力检查:通常用标准近视力表,被检眼距视标 30 cm。嘱受试者自上而下逐行认读视标,直到不能分辨的一行为止,前一行标明的视力即受试者的实际视力。正常视力在 1.0 以上,<1.0 即为视力减退。如果视力明显减退以至不能分辨视力表上符号,可嘱其在一定距离内辨认检查者的手指(指数、手动),测定结果记录为几米指数或几米手动。视力减退更严重时,可用手电筒照射检查,了解患者有无光感,完全失明时光感也消失。因此,按患者视力情况可记录为正常、减退(具体记录视力表测定结果)、指数、手动、光感和完全失明。应该注意,视器包括角膜、房水、晶状体以及玻璃体等各个部位的病变均可导致视力的丧失或减退。

2.视野

视野是眼球保持居中位注视前方所能看到的空间范围。正常单眼视野范围大约是颞侧 90°角,下方 70°角,鼻侧和上方各 60°角。检查方法有两种。

(1)手试法:通常多采用此法粗测视野是否存在缺损。患者背光与检查者相隔约 60 cm 相对而坐,双方各遮住相对一侧眼睛(即一方遮右眼、另一方遮左眼),另一眼互相注视,检查者持棉签在两人等距间分别由颞上、颞下、鼻上、鼻下从外周向中央移动,嘱患者一看到棉签即说出。以检查者的视野范围作为正常与患者比较,判断患者是否存在视野缺损。如果发现患者存在视野缺损,应进一步采用视野计测定。

(2)视野计测定法:常用弓型视野计,可精确测定患者视野。将视野计的凹面向着光源,患者背光坐在视野计的前面,将颌置于颌架上,单眼注视视野计中心白色固定点,另一眼盖以眼罩。通常先用 3~5 mm 直径白色视标,沿金属板的内面在各不同子午线上由中心注视点向外移动,直到看不见视标为止,或由外侧向中心移动直至见到视标为止,将结果记录在视野表上。按此法每转动视野计30°角检查一次,最后把视野表上所记录的各点结果连接起来,成为该视野的范围。由于不同疾病的患者对各颜色的敏感度不同,因此除用白色视标检查,必要时,还可选用蓝色和黄色(视网膜病),红色和绿色(视神经疾病)视标,逐次检查。

3.眼底

通常在不散瞳的情况下,用直接检眼镜检查,可以看到放大约16倍的眼底正像。选择光线较暗处请患者背光而坐或仰卧床上,注视正前方,在患者右方,右手持检眼镜,用右眼观察患者右眼底,然后在患者左方,以左手持检眼镜,用左眼观察眼底。发现眼底病理改变的位置可以用钟表的钟点方位表示,或以上、下、鼻上、鼻下、颞上和颞下来标明,病灶大小和间隔距离用视乳头直径作单位来测量(1D=1.5 mm)。

(1)视盘:注意观察形态、大小、色泽、隆起和边缘情况。正常视盘呈圆形或椭圆形,直径约为1.5 mm,边缘整齐,浅红色。中央部分色泽较浅,呈凹状,为生理凹陷。正常视盘旁有时可看到色素环(或呈半月形围绕)。如果视盘有水肿或病理凹陷时,可根据看清两目标的焦点不同(即看清视盘最顶点小血管和看清视盘周围部分小血管需要转动的检眼镜转盘上屈光度的差数)来测量隆起或凹陷的程度,一般以屈光度来表示,每相差3个屈光度相当于1 mm。

(2)黄斑:在视盘颞侧,相距视乳盘3 mm处稍偏下方,直径约1.5 mm。正常黄斑较眼底其他部分色泽较深,周围有一闪光晕轮,中央有一明亮反光点,称为中央凹反光。

(3)视网膜:正常视网膜呈粉红色,明暗有所不同,也可呈豹纹状。注意有无渗出物、出血、色素沉着及剥离等。

(4)视网膜血管:包括视网膜中央动脉和静脉,各分为鼻上、鼻下、颞上和颞下四支。正常血管走行呈自然弯曲,动脉与静脉的管径之比约为2∶3。观察有否动脉狭窄、静脉淤血、动静脉交叉压迹。

(三)动眼、滑车和展神经

动眼、滑车和展神经共同管理眼球运动,故同时检查。

1.眼裂和眼睑

正常成人的上睑缘覆盖角膜上部1~2 mm。患者双眼平视前方,观察两侧眼裂是否对称,有无增宽或变窄,上睑有无下垂。

3

2.眼球

(1)眼球位置:在直视情况下,眼球有无突出或内陷、斜视或同向偏斜。

(2)眼球运动:嘱患者向各个方向转动眼球,然后在不转动头部的情况下注视置于患者眼前30 cm处的检查者示指,向左、右、上、下、右上、右下、左上、左下等8个方向移动。最后检查辐辏运动。分别观察两侧眼球向各个方向活动的幅度,正常眼球外展时角膜外缘到达外眦角,内收时瞳孔内缘抵上下泪点连线,上视时瞳孔上缘至上睑缘,下注视时瞳孔下缘达下睑缘。有无向某一方向运动障碍,如果不能移动到位,应记录角膜缘(或瞳孔缘)与内、外眦角(或睑缘)的距离。注意两侧眼球向各个方位注视时是否同步协调,有无复视。若有复视,应记录复视的方位、实像与虚像的位置关系。检查过程中应观察是否存在眼球震颤,即眼球不自主、有节律的往复快速移动,按其移动方向可分为水平性、垂直性、斜向性、旋转性和混合性,根据移动形式可分为摆动性(往复速度相同)、冲动性(往复速度不同)和不规则性(方向、速度和幅度均不恒定)。如果观察到眼球震颤,应详细记录其方向和形式。

3.瞳孔

(1)瞳孔大小及形状:普通室内光线下,正常瞳孔为圆形、边缘整齐,直径为3~4 mm,儿童稍大,老年人稍小,两侧等大。<2 mm为瞳孔缩小,>5 mm为瞳孔扩大。

(2)对光反射:用电筒从侧面分别照射双眼,即刻见到瞳孔缩小为光反射正常。照射侧瞳孔缩小为直接对光反射,对侧瞳孔同时缩小为间接对光反射。

(3)调节和辐辏反射:注视正前方约30 cm处检查者的示指,然后迅速移动示指至患者鼻根部,正常时可见双瞳缩小(调节反射)和双眼内聚(辐辏反射)。

(四)三叉神经

1.感觉功能

用针、棉絮和盛冷、热水的玻璃试管测试面部皮肤的痛觉、触觉和温度觉,注意两侧对比,评价有无感觉过敏、感觉减退或消失,并划出感觉障碍的分布区域,判断是三叉神经周围支区域的感觉障碍还是核性感觉障碍。尚有用棉签轻触口腔黏膜(颊、腭、舌前2/3)检查一般感觉。

2.运动功能

观察两侧颞部和颌部的肌肉有无萎缩,嘱患者做咀嚼动作,以双手指同时触摸颞肌或咬肌,体会其收缩力量的强弱并左右比较。其后患者张口,以上下门齿的中缝线为标准,观察下颌有无偏斜。若存在偏斜,应以下门齿位移多少(半个或1、2个齿位)标示。一侧三叉神经运动支病变时,病侧咀嚼肌的肌力减弱,张口下颌偏向患侧,病程较长时可能出现肌肉萎缩。

3.反射

(1)角膜反射:双眼向一侧注视,检查者以捻成细束的棉絮由侧方轻触其注视方向对侧的角膜,避免触及睫毛、巩膜。正常反应为双侧的瞬目动作,触及角膜侧为直接角膜反射,未触及侧为间接角膜反射。角膜反射通过三叉神经眼支的传入,中枢在脑桥,经面神经传出,反射径路任何部位病变均可使角膜反射减弱或消失。

(2)下颌反射:患者微张口,检查者将拇指置于患者下颌正中,用叩诊锤叩击拇指背。下颌反射的传入和传出均经三叉神经的下颌支,中枢在脑桥。正常反射动作不明显,阳性反应为双侧颞肌和咬肌的收缩,使张开的口闭合,见于双侧皮质脑干束病变。

(五)面神经

1.运动功能

观察两侧额纹、眼裂和鼻唇沟是否对称,有无一侧口角低垂或歪斜。皱眉、闭眼、示齿、鼓腮、吹哨等动作,能否正常完成及左右是否对称。一侧面神经周围性(核或核下性)损害时,病灶侧所有面部表情肌瘫痪,表现为额纹消失或变浅、皱额抬眉不能、闭眼无力或不全、鼻唇沟消失或变浅,不能鼓腮和吹哨,示齿时口角歪向健侧。中枢性(皮质脑干束)损害时仅表现病灶对侧眼裂以下面肌瘫痪。检查时应特别注意鉴别。

2.味觉

准备糖、盐、奎宁和醋酸溶液,嘱患者伸舌,检查者用棉签依次蘸取上述溶液涂在舌前部的一侧,为了防止溶液流到对侧或舌后部,患者辨味时舌部不能活动,仅用手指出预先写在纸上的甜、咸、酸、苦四字之一。每测试一种溶液后用清水漱口。舌两侧分别检查并比较。一侧面神经损害时同侧舌前2/3味觉丧失。

(六)前庭蜗神经

1.耳蜗神经

两耳听力分别检查。

(1)粗测法:棉球塞住一耳,用语音、机械表音或音叉振动音测试另一侧耳听力,由远及近至能够听到声音为止,记录其距离。再用同法测试对侧耳听力。双耳对比,并与检查者比较。如果发现听力障碍,应进一步行电测听检查。

（2）音叉试验：常用 C_{128} 或 C_{256} 的音叉检测。①Rinne 试验：将振动的音叉柄置于耳后乳突上（骨导），至听不到声音后再将音叉移至同侧外耳道口（与其垂直）约 1 cm（气导）。正常情况下，气导时间比骨导时间（气导＞骨导）长 1～2 倍，称为 Rinne 试验阳性。传导性耳聋时，骨导＞气导，称为 Rinne 试验阴性；感音性耳聋时，虽然气导＞骨导，但气导和骨导时间均缩短。②Weber 试验：将振动的音叉柄放在前额眉心或颅顶正中。正常时两耳感受到的声音相同。传导性耳聋时患侧较响，称为 Weber 试验阳性；感音性耳聋时健侧较响，称为 Weber 试验阴性。③Schwabach 试验：比较患者和检查者骨导音响持续的时间。传导性耳聋时间延长，感音性耳聋时间缩短。

音叉试验可鉴别传导性耳聋（外耳或中耳病变）和感音性耳聋（内耳或耳蜗神经病变）（表 1-1）。

表 1-1　音叉试验结果的意义

试验	正常	神经性耳聋	传导性耳聋	混合型耳聋
Rinne 试验	＋	短＋	－	短＋或短－
Weber 试验	居中	偏向健侧	偏向患侧	
Schwabach 试验	同正常人	缩短	延长	缩短

注：＋阳性，－阴性

2.前庭神经

前庭神经为前庭系统的周围部分，其感受器位于半规管壶腹嵴、椭圆囊及球囊的囊斑，功能较复杂，涉及躯体平衡、眼球运动、肌张力维持、体位反射和自主神经功能调节等。前庭神经病变时主要表现眩晕、呕吐、眼球震颤和平衡失调，检查时应重点注意。

（1）平衡功能：前庭神经损害时表现平衡障碍，患者步态不稳，常向患侧倾倒，转头及体位变动时明显。Romberg 试验：闭目双足并拢直立至少 15 秒，依次转 90°角、180°角、270°角、360°角重复一次，身体向一侧倾斜（倒）为阳性。前庭神经病变倾倒方向恒定于前庭功能低下侧。

（2）眼球震颤：前庭神经病变时可出现眼球震颤，眼震方向因病变部位和性质而不同。

（3）星形步态迹偏斜试验：闭目迈步前进、后退各 5 步，共 5 次，观察步态有无偏斜及其方向和程度。正常人往返 5 次后不见偏斜，或不固定轻度偏右或偏左，其角度不超过 10°～15°角，前庭神经病变，恒定偏向功能低下侧。

（4）诱发试验：①旋转试验，患者坐转椅中，闭目，头前倾30°角（测水平半规管），先将转椅向右（顺时针）以1周/2秒的速度旋转10周后突然停止，并请患者立即睁眼注视前方。正常可见水平冲动性眼震，快相和旋转方向相反，持续20～40秒，如果＜15秒提示半规管功能障碍。间隔5分钟后再以同样方法向左旋转（逆时针），观察眼震情况。正常时两侧眼震持续时间之差应＜5秒。②冷热水试验即Barany试验：检查患者无鼓膜破损方可进行本试验。用冷水（23℃）或热水（47℃）0.2～2 mL注入一侧耳道，至引发眼球震颤时停止注入。正常情况下眼震持续1.5～2.0分钟，注入热水时眼震快相向注入侧，注入冷水时眼震快相向对侧。半规管病变时眼震反应减弱或消失。

（七）舌咽、迷走神经

舌咽、迷走神经的解剖和生理关系密切，通常同时检查。

1.运动功能

询问患者有无吞咽困难、饮水呛咳、鼻音或声音嘶哑。嘱患者张口发"啊"音，观察双侧软腭位置是否对称及动度是否正常，悬雍垂是否偏斜。一侧舌咽和迷走神经损害时，病侧软腭位置较低、活动度减弱，悬雍垂偏向健侧。

2.感觉功能

用棉签轻触两侧软腭、咽后壁、舌后1/3黏膜检查一般感觉，舌后1/3味觉检查方法同面神经的味觉检查法。

3.咽反射

嘱患者张口发"啊"音，用棉签轻触两侧咽后壁黏膜，引起作呕及软腭上抬动作，反射传入和传出均经舌咽及迷走神经，中枢在延髓。观察并比较刺激两侧咽后壁时引出的反射活动，舌咽和迷走神经周围性病变时患侧咽发射减弱或消失。

（八）副神经

副神经支配胸锁乳突肌和斜方肌的随意运动。一侧胸锁乳突肌收缩使头部转向对侧，双侧同时收缩使颈部前屈；一侧斜方肌收缩使枕部向同侧倾斜，抬高和旋转肩胛并协助上臂上抬，双侧收缩时头部后仰。首先观察患者有无斜颈或垂肩，以及胸锁乳突肌和斜方肌有无萎缩。然后嘱患者做转头和耸肩动作，同时施加阻力以测定胸锁乳突肌和斜方肌的肌力，并左右比较。

（九）舌下神经

舌下神经支配所有舌外和舌内肌群的随意运动。观察舌在口腔内的位置、形态以及有无肌纤维颤动。然后嘱患者伸舌，观察有无向一侧的偏斜、舌肌萎缩。最后患者用舌尖分别顶推两侧口颊部,检查者用手指按压腮部测试其肌力强弱。一侧舌下神经周围性病变时,伸舌偏向患侧,可有舌肌萎缩及肌纤维颤动。一侧舌下神经核上性病变时,伸舌偏向病灶对侧,无舌肌萎缩和肌纤维颤动。双侧舌下神经病变时舌肌完全瘫痪而不能伸舌。

三、运动系统检查

基本上是四肢及躯干的骨骼肌功能,通常按如下顺序进行。

(一)肌肉容积

观察肌肉有无萎缩或假性肥大。选择四肢对称点用软尺测量肢体周径,以便左右比较和随访观察。如果发现肌肉萎缩或肥大,应记录其部位、分布和范围,确定是全身性、偏侧性、对称性还是局限性,可限于某周围神经支配区或某个关节活动的范围。尽可能确定具体受累的肌肉或肌群。右利手者,右侧肢体比左侧略粗,一般不超过 2 cm,且活动正常。

(二)肌张力

肌张力是指肌肉在静止松弛状态下的紧张度。根据触摸肌肉的硬度和被动活动的阻力进行判断。肌张力降低时,肌肉松弛,被动活动时的阻力减低,关节活动的范围增大,见于肌肉、周围神经、脊髓前角和小脑等的病变。肌张力增高时,肌肉较硬,被动活动时阻力增加。锥体束损害时表现上肢屈肌和下肢伸肌的张力明显增高,被动活动开始时阻力大,终末时突然变小,称为折刀样肌张力增高。锥体外系病变时,表现肢体伸肌和屈肌的张力均增高,整个被动活动过程中遇到的阻力是均匀一致的,名为铅管样肌张力增高;如果同时存在肢体震颤,则肢体被动活动过程中出现规律间隔的短时停顿,犹如两个齿轮镶嵌转动,称为齿轮样肌张力增高。

(三)肌力

肌力是主动运动时肌肉产生的收缩力。通常观察患者随意运动的速度、幅度和耐久度等一般情况,后嘱患者做某种运动并施以阻力,测试肌力大小;或让患者维持某种姿势,检查者用力使其改变,判断肌力强弱。如果不能抗阻力,可让患者做抗引力动作,抬起肢体的高度或角度;若抗引力动作也不能进行,则应观察肢体在有支持的平面上运动程度。检查肌力时应左右对比较为客观,尚需注意右利或左利的影响,两侧肢体(特别是上肢)肌力强弱存在正常差异。

常用的肌力分级标准:0 级,肌肉无任何收缩现象(完全瘫痪);1 级,肌肉可轻微收缩,但不能产生动作;2级,肢体能在床面上移动,但不能抬起;3级,肢体能抬离床面,但不能对抗阻力;4级,能做抗阻力动作,但较正常差;5级,正常肌力。

骨骼肌的功能常有重叠,且有些肌肉部位过深,临床上只能一部分主要肌肉或肌群进行检查。

1.肌群肌力检查

一般以关节为中心检测肌群的伸屈、外展、内收、旋前、旋后等力量,临床常用的见表1-2。

表 1-2 肌群肌力的检查方法

肩	外展、内收
肘	屈、伸
腕	屈、伸
指	屈、伸、外展、内收
髋	屈、伸、外展、内收
膝	屈、伸
踝	背屈、跖屈
趾	背屈、跖屈
躯干	不借助上肢活动,仰卧位抬头和肩,测试腹肌收缩力;俯卧位抬头和肩,测试脊柱旁肌肉的收缩力

2.单块肌肉肌力检查

各块肌肉的肌力可选用其相应的具体动作来检测,具体方法见表1-3。并非对每一患者均要测试所有肌肉的肌力,需针对病情选择重点检查。

表 1-3 单块肌的肌力检查方法

肌肉	脊髓节段	神经	功能	检查方法
冈上肌	$C_{4\sim5}$	肩胛上神经	上臂外展	上臂取垂直位外展,并施加阻力
冈下肌	$C_{5\sim6}$	肩胛上神经	上臂外展	上臂垂直,屈肘90°角,上臂用力外旋,将前臂向内侧推
前锯肌	$C_{5\sim7}$	胸长神经	肩胛下角外展和向前	伸臂前推,施以阻力,患侧减价离开胸壁呈现翼状肩胛
背阔肌	$C_{6\sim8}$	胸背神经	上臂内收、伸直和内旋	上臂自水平外展位向下用力,并施加阻力

续表

肌肉	脊髓节段	神经	功能	检查方法
胸大肌	$C_5 \sim T_1$	胸前神经	上臂内收、屈曲和内旋	臂部向前平伸,将臂部向外侧推
三角肌	$C_{5\sim6}$	腋神经	上臂外展	上臂水平外展位,将肘部向下压
肱二头肌	$C_{5\sim6}$	肌皮神经	前臂屈曲和外旋	肘部屈曲、前臂外旋位,使其伸直
肱三头肌	$C_{7\sim8}$	桡神经	前臂伸直	肘部伸直位,将其屈曲
肱桡肌	$C_{5\sim6}$	桡神经	前臂屈曲和内旋	前臂旋前后屈肘,并施加压力
旋前圆肌	$C_{6\sim7}$	正中神经	前臂旋前	肘部半屈,前臂内旋,并施加压力
腕伸肌	$C_{6\sim8}$	桡神经	腕部伸直	腕部背屈位,自手背向下压
指总伸肌	$C_{6\sim8}$	桡神经	示指至小指的掌指关节伸直	前臂旋前位,维持指部伸直,在近段指节处下压
拇长伸肌	$C_{7\sim8}$	桡神经	拇指远端指节伸直	伸直拇指远端指节,并施加阻力
拇短伸肌	$C_{7\sim8}$	桡神经	拇指远端指节伸直	伸直拇指远端指节,并施加阻力
拇长展肌	$C_{7\sim8}$	桡神经	拇指外展	拇指外展,在第一掌骨施加阻力
桡侧腕屈肌	$C_{6\sim7}$	正中神经	腕屈曲和外展	腕屈曲,在桡侧掌部施压
尺侧腕屈肌	$C_7 \sim T_1$	尺神经	腕屈曲和内收	腕屈曲,在尺侧掌部施压
指浅屈肌	$C_7 \sim T_1$	正中神经	示指至小指的近端指间关节屈曲	屈曲中段指节,并施加阻力
指深屈肌	$C_7 \sim T_1$	正中(示、中指)、尺(无名、小指)神经	远端指间关节屈曲	屈曲远端指节,并施加阻力
拇长屈肌	$C_{6\sim8}$	正中神经	拇指远端指节屈曲	屈曲拇指远端指节,并施加阻力
拇短屈肌	$C_8 \sim T_1$	正中、尺神经	拇指近端指节屈曲	屈曲拇指近端指节,并施加阻力
对掌拇肌	$C_{6\sim7}$	正中神经	第一掌骨向掌前转动	各指尖关节伸直,拇指和无名指远端指节掌侧互相贴紧,并将其分开
蚓状肌	$C_7 \sim T_1$	正中神经(示、中指)尺神经(无名、小指)	指间关节伸直	近端指间关节伸直,并施加阻力
手背侧骨间肌	$C_8 \sim T_1$	尺神经	手指分开(拇指和小指除外)	手指伸直并分开,检查者将中间三指聚拢
手掌侧骨间肌	$C_8 \sim T_1$	尺神经	手指聚拢(拇指除外)	伸直的手指夹住纸条,将其拉出
小指展肌	$C_8 \sim T_1$	尺神经	小指外展	伸直的小指外展,并施加阻力

肌肉	脊髓节段	神经	功能	检查方法
髂腰肌	$L_{1\sim3}$	腰从,股神经	髋部屈曲	仰卧、屈膝、屈髋,并施加阻力
股四头肌	$L_{2\sim4}$	股神经	膝关节屈伸直	仰卧、屈膝,施予屈曲
股内收肌群	$L_{2\sim5}$	闭孔、坐骨神经	股部内收	仰卧,伸直下肢,两膝并拢,将其分开
臀中、臀小肌	$L_4\sim S_1$	臀上神经	股外展和内旋	仰卧,伸直下肢,分开两膝,使其并拢
臀大肌	$L_4\sim S_2$	臀下神经	髋部伸直	仰卧,下至伸直,抬高下肢,并施加阻力
胫前肌	$L_{4\sim5}$	腓深神经	足背屈	维持足部背曲,将足背下压
拇长伸肌	$L_4\sim S_1$	腓深神经	踇趾和足的背屈	足部固定于中间位,背屈踇趾,并施加阻力
趾长伸肌	$L_4\sim S_1$	腓深神经	第2~5足趾和足的背屈	足部固定于中间位,背屈足趾,并施加阻力
腓肠肌、比目鱼肌	$L_5\sim S_2$	胫神经	足部趾屈	膝伸直,足部趾屈,并施加压力
踇长屈肌	$L_5\sim S_2$	胫神经	踇趾趾屈	足部固定于中间位,踇趾趾屈,在踇趾远端趾节施加压力
趾长屈肌	$L_5\sim S_2$	胫神经	足趾趾屈	足部固定于中间位,足趾趾屈,并施加阻力
胫后肌	$L_5\sim S_1$	胫神经	足部内翻	足部趾屈位,内旋足部,在足内缘施加阻力
腓骨肌群	$L_4\sim S_1$	腓神经	足部外翻	足部趾屈位,外旋足部,在足外缘施加阻力
股二头肌	$L_5\sim S_2$	坐骨神经	膝部屈曲	仰卧位,维持膝部屈曲,向足侧方向推小腿

3.轻瘫试验

对轻度瘫痪用一般方法不能确定时,可进行下述试验。

(1)上肢。①上肢平伸或手旋前试验:双上肢平伸,掌心向下,持续数分钟后轻瘫侧上肢逐渐下垂及旋前。②分指试验:手指分开伸直,双手相合,数秒钟后轻瘫侧手指逐渐并拢屈曲。③数指试验:手指全部屈曲或伸直,然后依次伸直或屈曲,做计数动作,轻瘫侧动作笨拙或不能。④环指试验:患者拇指分别与其他各指组成环状,检查者以一手指穿入环内快速将其分开,测试各指肌力。

(2)下肢。①外旋征:仰卧,双下肢伸直,轻瘫侧下肢呈外旋位。②Mingazini

试验:仰卧,双下肢膝、髋关节均屈曲成直角,数十秒钟后轻瘫侧下肢逐渐下垂。③膝下垂试验:俯卧,维持双膝关节屈曲 90°角,持续数十秒钟后轻瘫侧小腿逐渐下落。④足跟抵臀试验:俯卧,尽量屈曲膝部,使双侧足跟接近臀部,轻瘫侧不能抵近臀部。

(四)共济运动

任何动作的准确完成需要主动、协同、拮抗和固定作用的肌肉密切协调参与,协调作用障碍造成动作不准确、不流畅以致不能顺利完成时,称为共济失调。临床上应注意视觉障碍、不自主运动、肌张力改变和肌力减退等也可影响动作的协调和顺利完成。

一般观察患者穿衣、扣纽、取物、写字、站立和步态等动作的协调准确性。主要的检查如下。

1.指鼻试验

外展伸直一侧上肢,以伸直的示指触及自己的鼻尖,先睁眼后闭眼重复相同动作(图 1-1)。注意两侧上肢动作的比较。小脑半球病变时患侧指鼻不准,接近鼻尖时动作变慢,并可出现动作性震颤,睁、闭眼无明显差别。感觉性共济失调的指鼻在睁眼时动作较稳准,闭眼时很难完成动作。

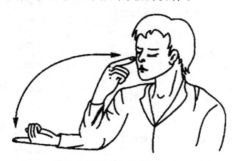

图 1-1 指鼻试验

2.过指试验

上肢向前平伸,示指掌面触及检查者固定不动的手指,然后抬起伸直的上肢,使示指离开检查者手指,垂直抬高至一定的高度,再下降至检查者的手指上。先睁眼后闭眼重复相同动作,注意睁、闭眼动作以及两侧动作准确性的比较。前庭性共济失调者,双侧上肢下落时示指均偏向病变(功能低下)侧;小脑病变者,患侧上肢向外侧偏斜;深感觉障碍者,闭眼时不能触及目标。

3.轮替试验

快速交替进行前臂的旋前和旋后、手掌和手背快速交替接触床面或桌面、伸指和握掌,或其他来回反复动作,观察快速、往复动作的准确性和协调性。小脑性共济失调患者动作缓慢、节律不匀和不准确。

4.跟膝胫试验

嘱患者仰卧,抬高一侧下肢,屈膝后将足跟置于对侧膝盖上,其后沿胫骨前缘向下移动至踝部(图 1-2)。小脑性共性失调患者抬腿和触膝时动作幅度大,不准确,贴胫骨下移时摇晃不稳。感觉性共济失调患者难以准确触及膝盖,下移时不能保持和胫骨的接触。

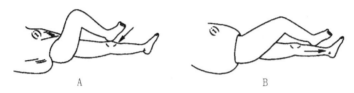

A   B

图 1-2 跟膝胫试验

5.反跳试验

患者用力屈肘时,检查者握其腕部向相反方向用力,随即突然松手。正常人因为对抗肌的拮抗作用而使前臂屈曲迅速终止,阳性表现为患者的力量使前臂或掌部碰击到自己的身体。

6.平衡性共济失调试验

(1)闭目难立征即昂伯征:双足跟及足尖并拢直立,双手向前平伸,先睁眼后闭眼,观察其姿势平衡。睁眼时能保持稳定的站立姿势,而闭目后站立不稳,为闭目难立征阳性,见于感觉性共济失调。小脑性共济失调患者无论睁眼还是闭眼都站立不稳。一侧小脑病变或前庭病变时向病侧倾倒,小脑蚓部病变时向后倾倒。

(2)仰卧-坐起试验:不能凭借助手支撑,由仰卧位坐起。正常人于屈曲躯干的同时下肢下压,而小脑性共济失调患者在屈曲躯干的同时髋部也屈曲,双下肢抬离床面,无法完成坐起动作,称联合屈曲现象。

(五)不自主运动

不自主地出现一些无目的异常运动,注意其形式、部位、程度、规律和过程,以及与活动、情绪、睡眠、气温等的关系。临床常见的有以下几种。

1.痉挛和抽动

痉挛是肌肉或肌群间歇或持续的不随意收缩,呈阵挛性或强直性。可以是全身的或局部的。抽动为单一或多块肌肉的快速收缩动作,可固定于一处或游走性,甚至多处出现,如挤眉、努嘴、耸肩等。

2.震颤

不自主的节律性振动。静止性震颤见于旧纹状体损害(如震颤性麻痹),运动性震颤见于小脑病变。

3.舞蹈样动作

无目的、无定型、突发、快速、粗大的急跳动作,为新纹状体病损引起。

4.手足徐动

肢体远端游走性肌张力增高和降低动作,呈现缓慢的扭转样蠕动。典型表现为手指或足趾间歇、缓慢的扭转动作,为基底节损害的一种表现。

5.其他

扭转痉挛是肌肉异常收缩引起缓慢扭转样不自主运动,表现为躯干和肢体近端扭转。偏身投掷运动,为肢体近端粗大的无规律投掷样运动,见于侧丘脑底核损害。

(六)姿势和步态

观察患者卧、坐、立和行走的姿势,可能发现对于诊断有价值的线索;步态检查可嘱患者按指令行走、转弯和停止,注意其起步、抬足、落足、步幅、步基、方向、节律、停步和协调动作的情况。根据需要尚可进行足跟行走、足尖行走和足跟挨足尖呈直线行走。常见步态异常有以下几种。

1.痉挛性偏瘫步态

上肢内收旋前,指、腕、肘关节屈曲,行走时下肢伸直向外、向前呈划圈动作,足内翻,足尖下垂(图 1-3A)。见于一侧锥体束病变。

2.痉挛性剪式步态

双下肢强直内收,行走时两足向内交叉前进,形如剪刀样(图 1-3B)。常见于脊髓横贯性损害或两侧大脑半球病变。

3.蹒跚步态

又称共济失调步态。站立两足分开,行走时步基增宽,左右摇晃,前扑后跌,不能走直线,犹如醉酒者,故又称为"醉汉步态"(图 1-3C)。见于醉酒(可较窄步基平衡短距离行走数步,有别于小脑病变)、小脑或深感觉传导路径病变(看地慢行,闭目不能行走为特点)。

4.慌张步态

走时躯干前倾,碎步前冲,双上肢缺乏联带动作,起步和止步困难。由于躯干重心前移,致患者行走时往前追逐重心,小步加速似慌张不能自制,又称"前冲步态"(图 1-3D)。见于帕金森病。

5.摇摆步态

由于骨盆带肌群和腰肌无力,行走缓慢,腰部前挺,臀部左右摇摆,像鸭子走路又称鸭步(图 1-3E)。见于肌营养不良症。

6.跨阈步态

足尖下垂,行走时为避免足趾摩擦地面,需过度抬高下肢,如跨越门槛或涉水时之步行姿势(图 1-3F)。见于腓总神经病变。

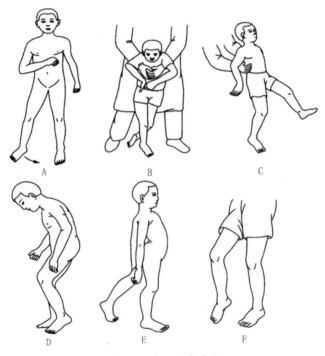

图 1-3　常见异常步态

7.癔症步态

表现奇特,不恒定易变,步态蹒跚,向各方向摇摆,欲跌倒状而罕有跌倒。见于癔症等心因性疾病。

四、感觉系统检查

感觉是感受器受到刺激在脑中的综合反映,包括特殊感觉(嗅、视、味、听)和一般感觉两大项,这里限于躯体的一般感觉。感觉系统检查的主观性强,受理解能力、文化教育程度、年龄等影响。因此,检查前应耐心向患者解释检查目的、过程和要求,以取得患者的充分合作。检查必须在安静环境中进行,使患者能够全神贯注,认真回答对各种刺激的感受。检查过程中应嘱患者闭目,切忌暗示性提问,以避免影响患者的真实性感受。检查时应注意左右、上下、远近端等的对比,以及不同神经支配区的对比。痛觉检查应先由病变区开始,向正常区移行(如感觉过敏则应由健区向病区检查)。先查出大概范围,再仔细查出感觉障碍的界限,并应准确画图记录其范围,必要时需多次复查核实。检查结果以正常、减弱、消失、过敏等表示。

(一)浅感觉

1.触觉

用一束棉絮轻触皮肤或黏膜,询问是否察觉及感受的程度。也可嘱患者说出感受接触的次数。

2.痛觉

用大头针轻刺皮肤,询问有无疼痛以及疼痛程度。如果发现局部痛觉减退或过敏,嘱患者比较与正常区域差异的程度。

3.温度觉

用盛冷水(5~10 ℃)和热水(40~45 ℃)的玻璃试管分别接触皮肤,嘱患者报告"冷"或"热"。

(二)深感觉

1.运动觉

患者闭目,检查者用手指轻轻夹住患者指、趾的两侧,向上、向下移动5°角左右,嘱其说出移动的方向。如果患者判断移动方向有困难,可加大活动的幅度,再试较大的关节,如腕、肘、踝和膝关节等。

2.位置觉

患者闭目,检查者移动患者肢体至特定位置,嘱患者报告所放位置,或用对侧肢体模仿移动位置。

3.振动觉

将振动的音叉(128 Hz)柄置于患者骨隆起处,如足趾,内、外踝,胫骨,髌骨,髂骨,手指,尺、桡骨茎突,肋骨,脊椎棘突,锁骨和胸骨等部位,询问有无振动的感觉,注意感受的程度和时限,两侧对比。

4.压觉

用手指或钝物(如笔杆)轻触或下压皮肤,让患者鉴别压迫的轻重。

（三）复合感觉

1.实体觉

患者闭目,用单手触摸常用熟悉的物体,如钢笔、钥匙、纽扣、硬币或手表等,说出物体的大小、形状和名称。

2.定位觉

患者闭目,用竹签轻触患者皮肤,让患者用手指出触及的部位。正常误差在1.0 cm 以内。

3.两点分辨觉

患者闭目,用分开一定距离的钝双脚规接触皮肤。如果患者能感受到两点时再缩小间距,直到感受为一点为止,此前一次的结果即为患者能分辨的最小两点间距离。正常值:指尖 2~4 mm,指背 4~6 mm,手掌 8~12 mm,手背 2~3 cm,前臂和小腿 4 cm,上臂和股部 6~7 cm,前胸 4 cm,背部 4~7 cm。个体差异较大,注意两侧对比。

4.图形觉

患者闭目,用竹签在患者的皮肤上画各种简单图形,如圆形、四方形、三角形等,请患者说出所画图形。

5.重量觉

用重量不同(相差 50% 以上)的物体先后放入一侧手中,说出区别。有深感觉障碍时不做此检查。

五、反射检查

在神经系统检查中,反射检查的结果比较客观,较少受到意识状态和意志活动的影响,但仍需患者保持平静和肌肉放松,以利反射的引出。反射活动还有一定程度的个体差异,有明显改变或两侧不对称(一侧增强或亢进、减弱或消失)时意义较大。为客观比较两侧的反射活动情况,检查时应做到两侧肢体的位置适当,叩击或划擦的部位和力量一样。根据反射改变分为亢进、增强、正常、减弱、消失和异常反射等。

（一）浅反射

1.腹壁反射（$T_{7\sim12}$,肋间神经）

患者仰卧,双膝半屈,腹肌松弛。用竹签沿肋缘下（$T_{7\sim8}$）、平脐（$T_{9\sim10}$）和腹股沟上方（$T_{11\sim12}$）,由外向内轻而快地划过腹壁皮肤,反应为该处腹肌收缩,分别称为上、中、下腹壁反射(图 1-4)。

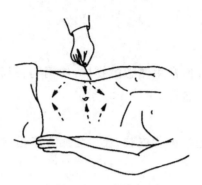

图 1-4 腹壁反射

2.提睾反射($L_{1\sim2}$,闭孔神经传入,生殖股神经传出)

仰卧,双下肢微分开。用竹签在患者股内侧近腹股沟处,由上而下或下而上轻划皮肤,出现同侧提睾肌收缩,睾丸上提(图 1-5)。

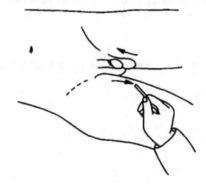

图 1-5 提睾反射

3.跖反射($S_{1\sim2}$,胫神经)

仰卧,膝部伸直,用竹签或叩诊锤柄的尖端轻划患者足底外侧,由足跟向前至小趾跟部转向内侧,正常反射为所有足趾的跖屈。

4.肛门反射($S_{4\sim5}$,肛尾神经)

患者胸膝卧位或侧卧位,用竹签轻划患者肛门周围皮肤,引起肛门外括约肌的收缩(图 1-6)。

(二)深反射

深反射又称腱反射,检查结果可用消失(一)、减弱(＋)、正常(＋＋)、增强(＋＋＋)、亢进(＋＋＋＋)、阵挛(＋＋＋＋＋)来描述。

1.肱二头肌腱反射($C_{5\sim6}$,肌皮神经)

患者坐位或卧位,肘部半屈,检查者将左手拇指或中指置于患者肱二头肌腱上,右手持叩诊锤叩击手指(图 1-7)。正常反应为前臂屈曲,检查者也感到肱二头肌的肌腱收缩。

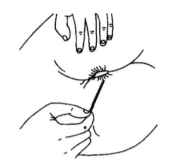

图 1-6 肛门反射

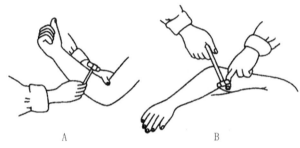

图 1-7 肱二头肌腱反射

A.坐位;B.卧位

2.肱三头肌腱反射($C_{6\sim7}$,桡神经)

患者坐位或卧位,肘部半屈,上臂稍外展,检查者以左手托住其肘关节,右手持叩诊锤叩击鹰嘴上方的肱三头肌腱(图 1-8)。反应为肱三头肌收缩,前臂伸展。

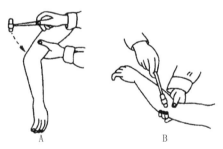

图 1-8 肱三头肌腱反射

A.坐位;B.卧位

3.桡骨膜反射（$C_{5\sim8}$，桡、正中、肌皮神经）

患者坐位或卧位，肘部半屈，前臂略外旋，检查者用叩诊锤叩击其桡骨下端或茎突（图1-9）。引起肱桡肌收缩，肘关节屈曲，前臂旋前，有时伴有手指屈曲动作。

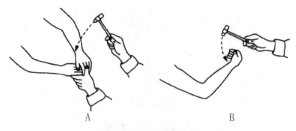

图 1-9　桡骨膜反射

A.坐位；B.卧位

4.膝反射（$L_{2\sim4}$，股神经）

取坐位时膝关节屈曲 90°角，小腿自然下垂，检查者左手托其膝后使膝关节呈 120°角屈曲，叩诊锤叩击膝盖下方的股四头肌肌腱。反应为股四头肌收缩，小腿伸展。若精神紧张而不易叩出时，可用分散注意力，嘱双手指勾紧相反方向用力牵拉时才叩击，便可引出（即加强法）（图1-10）。

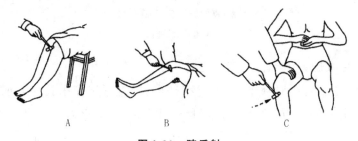

图 1-10　膝反射

A.坐位；B.卧位；C.加强位

5.踝反射（$S_{1\sim2}$，胫神经）

踝反射又称跟腱反射。取仰卧位或俯卧位，屈膝 90°角；或跪于椅面上，双足距凳约 20 cm。检查者左手使其足背屈，右手持叩诊锤叩击跟腱，表现为腓肠肌和比目鱼肌收缩，足跖屈（图1-11）。

6.阵挛

阵挛是腱反射极度亢进的表现，见于锥体束病变的患者。

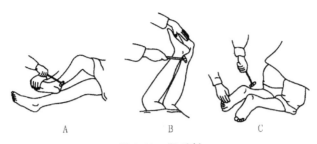

图 1-11　踝反射

A.仰卧位;B.俯卧位;C.跪位

（1）髌阵挛:患者仰卧,下肢伸直,检查者以一手的拇指和示指按住其髌骨上缘,另一手扶着膝关节下方,突然而迅速地将髌骨向下推移,并继续保持适当的推力,引起股四头肌有节律的收缩使髌骨急速上下移动为阳性(图 1-12A)。

（2）踝阵挛:患者仰卧,检查者以左手托其小腿后使膝部半屈曲,右手托其足部快速向上用力,使其足部背屈,并继续保持适当的推力,出现踝关节节律性的往复伸屈动作为阳性(图 1-12B)。

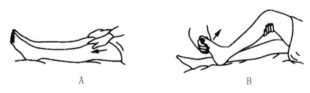

图 1-12　阵挛

A.髌阵挛;B.踝阵挛

(三)病理反射

1.巴宾斯基征

方法同跖反射检查,阳性反应为姆趾背屈,其余各趾呈扇形展开(图 1-13)。如果无此反应可增加刺激强度或轻按第 2~5 趾背再试,引出姆趾背屈,向即加强阳性。多次加强阳性,尤其见于一侧,结合其他体征,常有临床价值。巴宾斯基征是锥体束损害的重要征象,但也可见于 2 岁以下的婴幼儿。

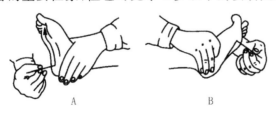

图 1-13　巴宾斯基征

A.正常反应;B.阳性反应

21

2.类同巴宾斯基征的病理反射

以下为刺激不同部位引起与巴宾斯基征相同的反应(图1-14)。

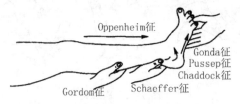

图 1-14　类同巴宾斯基征的病理反射

(1)普赛征(Pussep sign):用竹签自后向前轻划足背外下缘。

(2)舍费尔征(Schaeffer sign):以手挤压跟腱。

(3)贡达征(Gonda sign):紧压足第4、5趾向下,数秒钟后突然放松。

(4)查多克征(Chaddock sign):足背外踝下方用竹签由后向前轻划皮肤。

(5)欧本海姆征(Oppenheim sign):拇指和示指用力沿胫骨前缘自上而下推移至踝上方。

(6)高登征(Gordon sign):用手挤压腓肠肌。

3.霍夫曼征(Hoffmann sign)($C_7 \sim T_1$,正中神经)

检查者以左手握住患者腕上方,使其腕部略背屈,右手示指和中指夹住患者中指第二指节,拇指向下迅速弹刮患者的中指指甲,阳性反应为除中指外其余各指的屈曲动作(图1-15)。用手指急速弹击患者第2～4指的指尖,引起各指屈曲反应,称为特勒姆纳(Trömner)征。

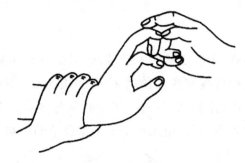

图 1-15　霍夫曼征

4.罗索利莫征(Rossolimo sign)($L_5 \sim S_1$,胫神经)

患者仰卧,双下肢伸直,检查者用手指掌面弹击患者各趾距面,阳性反应为足趾向距面屈曲。罗索利莫手征($C_7 \sim T_1$,正中神经)检查者左手轻握持患者第2～5指之第一指节处,用右手第2～4指指尖急速弹击患者手指末节掌面,引起手指屈曲。

5.别赫捷列夫征(Bechterew sign)($L_5 \sim S_1$,胫神经)

患者仰卧,下肢伸直,用叩诊锤叩击第 3、4 跖骨的足背面时,引起足趾急速向跖面屈曲。

在牵张反射明显增高时,刺激一定部位引出指屈曲或趾跖曲反应,常提示锥体束损害,尤以左右不对称、单侧或双足出现更有价值。此时也可归为病理反射。实际上,巴宾斯基征一类的拇趾背屈在解剖生理上属于跖反射伸性反应,因此,临床上有统称伸性病理反射。相对而言,对指或趾屈曲反应则有概括为屈性病理反射。

六、脑膜刺激征

软脑膜和蛛网膜的炎症或蛛网膜下腔出血,使脊神经根受到刺激,导致其支配的肌肉反射性痉挛,从而产生一系列阳性体征,统称为脑膜刺激征。

(一)颈强直

患者仰卧,双下肢伸直,检查者轻托患者枕部并使其前曲。如颈有抵抗,下颏不能触及胸骨柄,则提示存在颈强直。颈强直程度可用下颏与胸骨柄间的距离(几横指)表示。

(二)凯尔尼格征(Kernig sign)

患者仰卧,检查者托起患者一侧大腿,使髋、膝关节各屈曲成约 90°角,然后一手固定其膝关节,另一手握住足跟,将小腿慢慢上抬,引伸膝关节(图 1-16)。如果伸膝困难,大腿与小腿间夹角不到 135°角时就出现明显阻力,并伴有大腿后侧及腘窝部疼痛,则为阳性。

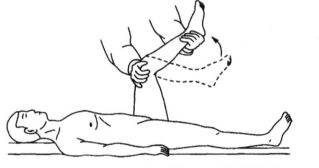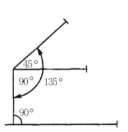

图 1-16 凯尔尼格征

(三)布鲁津斯基征(Brudzinski sign)

患者仰卧,双下肢伸直,检查者托起枕部并使其头部前曲(图 1-17)。如患者双侧髋、膝关节不自主屈曲,则为阳性。

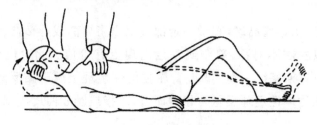

图 1-17   布鲁津斯基征

七、自主神经功能检查

(一)一般检查

1.皮肤

注意观察色泽、质地、温度和营养情况。有无苍白、潮红、发绀、色素沉着、变硬、增厚、菲薄或局部水肿,局部温度升高或降低;有无溃疡或压疮。

2.毛发与指甲

观察有无多毛、脱发或毛发分布异常,有无指甲变形、变脆及失去正常光泽等。

3.排汗和腺体分泌

观察出汗情况,是否过多、过少或无汗。有无泪液、唾液等的过多或过少。

4.括约肌功能

有无尿潴留或尿失禁、大便秘结或失禁。

5.性功能

有无勃起功能障碍或月经失调、性功能减退或性功能亢进。

(二)自主神经反射

1.眼心反射

压迫眼球引起心率轻度减慢称为眼心反射。经三叉神经传入,中枢在延髓,传出为迷走神经。患者安静卧床 10 分钟后计数 1 分钟脉搏。患者闭目后双眼下视,检查者用手指逐渐压迫患者双侧眼球(压力不致产生疼痛为限),20~30 秒后再计数脉搏。每分钟脉搏减慢 10~12 次为正常,减慢 12 次以上为迷走神经功能亢进,迷走神经麻痹者脉搏无此反应,交感神经功能亢进者脉搏不减慢甚至加快。

2.卧立试验

体位改变前后各数 1 分钟脉搏。由平卧突然直立后如果每分钟脉搏增加超过 12 次,为交感神经功能亢进。由直立转为平卧后若减慢超过 12 次,为副交感神经功能亢进。

3.皮肤划痕试验

用竹签适度加压在皮肤上画一条线。数秒钟后出现先白后红的条纹为正常。如果白色条纹持续时间超过 5 分钟,为交感神经兴奋性增高;若红色条纹增宽、隆起,持续数小时,是副交感神经兴奋性增高或交感神经麻痹。

4.竖毛反射

搔划或用冰块刺激颈部或腋部皮肤,引起竖毛反应,如鸡皮状,7～10 秒最明显,15～20 秒后消失。竖毛反应受交感神经节段性支配(面及颈部是 C_8～T_3,上肢为 $T_{4~7}$,躯干在 $T_{8~9}$,下肢为 T_{10}～L_2)。扩展至脊髓横贯性损害的平面即停止,可帮助判断脊髓病灶部位。

第二节 脑电图检查

一、脑电图分析

(一)脑电图的基本特征

脑电图的基本特征是指周期、频率、振幅、波形和位相。

1.周期

周期是一个波从它离开基线到返回基线所需的时间(图 1-18),也称周波,计算单位以 ms 表示。

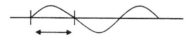

图 1-18 脑电图周期波

2.频率

频率是每秒出现的周期数,以周/秒(c/s)表示(图 1-19)。

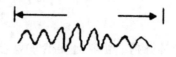

图 1-19　脑电图频率

3.振幅(波幅)

振幅是由波峰到两个波谷连线的垂直线(图 1-20)。

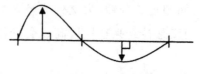

图 1-20　脑电图振幅

(1)低波幅:<25 μV(微伏)。

(2)中波幅:25～75 μV。

(3)高波幅:75～100 μV。

(4)极高波幅:>100 μV。

4.波形

波形是波的形状。

5.位相

位相是波峰的方向性。一个波由基线向上、下偏转便产生位相。向上为负相,向下为正相(图 1-21)。

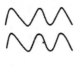 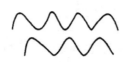 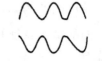

同位相　　　　　　　　位相差　　　　　　位相倒置(颅内占位病变)

图 1-21　脑电图位相

(二)脑电图的成分

1.波

波是单个电位差,即单个波。如 α 波、β 波等。

2.活动

活动是连续出现的波。

3.节律

节律是指单个波的周期,位相均相同。波幅呈现有规律的变化。如 Alpha 节律的波幅从低到高,又逐渐变低形成梭状,两极(组)之间有静息期,这种现象为节律。

4.背景活动

背景活动是指在脑电图描记中,除了阵发或局限的显著变动部分外,其余表现为占优势的广泛和持续的活动。

5.常见脑波

常见脑波见图 1-22。

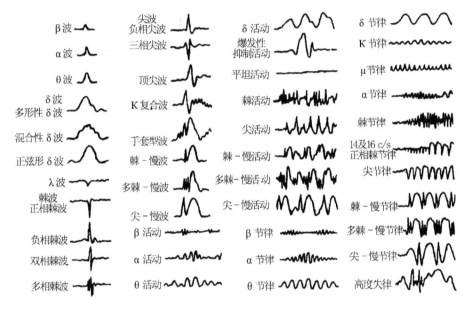

图 1-22　脑电图各成分示意图

常见脑波有以下几种。

(1)α波:频率 8~13 c/s,10~100 μV。α节律是脑波的基本节律。安静闭目时枕区的 Alpha 节律明显。常在声、光刺激及思考时抑制(如睁闭眼试验、心算等)。

(2)β波:频率 14~30 c/s,5~20 μV。当 β活动占优势时,波幅可稍高,但不应大于 50 μv。多见于额、颞、中央区或介于两组 α之间。当精神紧张或服用安眠镇静药物时,β活动增多。β波可受光线影响,但机体活动时 β波抑制。

(3)θ波:频率 4~7 c/s,波幅 10~200 μV 或更高。波形变化多,多为多形性的。多数学者认为 θ 波起源于海马回。当听觉和嗅觉受刺激时,就可引起海马回发作,此时呈现大量 θ 波。一般散在出现>10%为异常。

(4) δ 波:频率 0.5～3 c/s,波幅 10～200 μV 或更高。

(5) γ 波:频率 33～45 c/s,波幅 25 μV,多见于额、中央区,临床意义未明。

(6) μ 波:亦称弓状波,频率 7～11 c/s,波幅 50 μV 左右,波形似希腊字母 μ,痛觉刺激或握拳时受抑制,睁眼不消失。

(7) λ 波:频率 3～5 c/s,波幅 10～40 μV。眼球运动时 λ 波消失。

(8) K 波:频率 6～10 c/s,于思考时出现于额颞区。

(9)尖波:又称锐波或慢棘波或峰波。时限 80～200 毫秒,波幅多大于 100 μV,12 c/s 左右。波的升降支光滑。有的学者称升支陡直,降支缓慢下降。负相尖波多见于癫痫。也可见于颅内炎症、颅内肿瘤等。

(10)棘波:又称针状波。时限<80 毫秒,多 20～60 毫秒。波幅多 100～150 μV。波顶尖锐,升降支光滑陡直,升支直上,降支下降时多与升支重叠 1/3。6～14 c/s 的正相棘波常见于间脑发作。棘波是癫痫的特异性、发作性放电现象之一。但棘波不是癫痫的同义词,它可见于颅内肿瘤,脱髓鞘疾病等。

(11)尖慢波:由一个尖波与一个慢波复合而成。多见于癫痫小发作或局限性癫痫。

(12)棘慢波:由棘波和慢波组合而成,多 2～3 c/s,往往以不规则的持续性或爆发性出现。棘慢波是癫痫小发作的典型病理波。

(13)复合波:在一个慢波上附有许多小波或切迹或载波而形成一个变形波。这些载波可在波峰或升、降支的上段或下段,载波可是 α 波或 β 波。

(14)顶尖波:顶尖波是一种睡眠波。一般在浅睡时出现,在顶区。波幅高达 300 μV。多为负相波,成对后的顶尖波称驼峰波。常见于儿童期浅睡期。

(15) δ 节律:又称睡梭或纺锤波。为 14 c/s 的节律,多见于中睡期(非快速眼动期,睡眠第Ⅲ期)。

(16) K-综合波:K-综合波是一种在睡眠时经听觉刺激所诱发的高幅慢波,后随着出现不同高度的快波(12～16 c/s)的综合波。有时该综合波也可在睡眠时不经任何刺激而出现。这是一种正常的睡眠波,常出现在中睡期。

(17)手套形波:手套形波是一种异常睡眠复合波,也可见于 30%的正常人,波形与手掌、指相似(如手套形状)。

(18)平坦活动:又称电沉默现象,为脑死亡的波形。为各种频率电活动都有不同程度的抑制,见于大脑严重损害或各种原因引起的极度(深)昏迷者。

6.脑波的出现形式

脑波的出现形式从时间顺序上可以是单个的、散在的、短程的(1~3秒)、长程的(3~10秒)、持续的(>10秒)、阵发的、杂乱的。从空间分布上可以是弥漫的(又称普遍的或广泛的,出现于头部所有区域,即各个区域都有改变。且两侧不对称)、弥散的(出现于头部大片区域而位置较恒定)、不对称的、一侧的、局限的等。

(三)脑波的测量

分析脑波有两种方法,一种是用频率自动分析器,另一种是视觉分析法。临床上采用的是,后者。分析脑波要注意频率的出现率、波幅、波形、位相及各种因素对它们的影响。如年龄、意识状态、精神活动、睁闭眼、过度换气、声光刺激、药物等对频率与波幅都有影响。病理波出现的部位,程度与临床征象是否符合,与描记时各项条件的关系。

1.频率的测量

频率的测量用一特制的透明脑电图尺进行。

2.波幅的测量

波幅测量一般测量单导联的波幅,因其基线较稳定。

(1)低波幅:<25 μV。

(2)中波幅:25~75 μV。

(3)高波幅:75~100 μV。

(4)极高波幅:>100 μV。

3.量慢波

量慢波要注意慢波的波形周期,出现的区域,出现的形式(阵发,爆发,散在性或弥漫性,是否杂乱等)。

(四)儿童正常脑电图

新生儿的脑电图通常由不规则的低幅 δ 波及重叠在其上面的 7~30 c/s 极低幅快波和半节律性的 α 波组成。出生后 2 个月,不规则的慢波逐渐增加其频率,并常带有一定的节律性(3~5 c/s),这种节律性首先出现于顶、中央区,然后扩大到枕区。出生 3~5 个月,δ 波开始减少,3~5 c/s 节律波出现于全部导联,但以顶、枕区为著(第一次组织化)。生后 6~11 个月,4~7 c/s 节律波在枕区占优势,并开始出现左右对称性。枕区 θ 波对光刺激呈现反应(第二次组织化)。

(1)1 岁:较稳定并较有规则的 5~8 c/s 高幅波出现于全部导联,以枕区为著。此时开始出现脑电图的个体差异,频率可以每年增加。

(2)3~5岁:δ波急剧减少,波幅开始降低,逐渐过渡到θ波,顶、枕区可出现8~10 c/s α活动,其连续性将增加。但以顶区为主的4~6 c/s θ波尚较多,还可有散在性高幅δ波。3岁是精神发育的第一个里程碑(图1-23)。

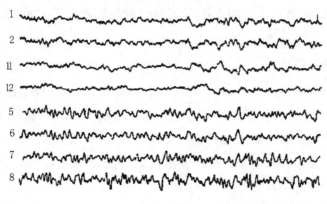

图1-23　正常儿,男,3岁,清醒。正常范围脑电图

(3)6~8岁:θ波急剧减少,8~12 c/s α波(活动)增加,逐渐成为α优势。δ波很少,波幅也低,β波亦少。6岁为精神发育的第二个里程碑。

(4)9~10岁:α优势已完成并较稳定,接近于成人的脑电图。枕区α活动主要为10~12 c/s,额、顶区尚可有7~8 c/s节律波,也可见广泛性散在性θ波,δ波出现率在12%以下。10岁前α的波幅一般较高,超出150 μv者不一定异常。

(5)11~17岁:基本上为成人脑电图,但尚不稳定,额、顶区出现少量θ波或δ波。

(五)儿童异常脑电图

(1)出现棘波、尖波病理复合波或爆发抑制,平坦活动等。

(2)有局限性改变。

(3)两侧显著不对称。

(4)4岁以上枕部背景活动<6 c/s,大于6岁还有中等量4 c/s的波,大于7岁还有2 c/s的波,9岁以上枕部背景活动<8 c/s,大于10岁还有中等量4~8 c/s的波。

(5)睡眠脑电图中没有睡眠波。

(六)成人正常脑电图

1.α脑电图

α脑电图为α节律占优势,特别是枕,顶部的。节律占优势,频宽>1.5 c/s,额区或各区可有少量低幅β活动,θ波不明显(散见)(占正常成人的79%,图1-24)。

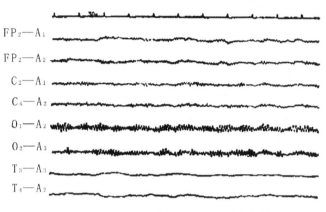

图1-24　女,42岁,觉醒。正常α型脑电图

2.β脑电图

β脑电图为β活动占优势,波幅一般20～30 μv,有时可达50 μv。在β活动中间有低至中幅α波或节律(占正常成人4%)。

3.低波幅脑电图

低波幅脑电图为α波稀少且振幅低,不超过20 μV,β波少而难于计算,结果致低幅θ波反而明显。视反应及过度换气后常出现α节律(占正常成人7%)。

4.不规则型脑电图

不规则型脑电图为α节律不规则,在额部的α波的振幅较高,低幅β活动较多(占正常成人10%)。

(七)成人异常脑电图

1.成人轻度异常脑电图

成人轻度异常脑电图如下。

(1)α波形欠整,杂乱或α波泛化、前移。波幅调节差,基线不稳,α波频率差别显著。可能同一导联>1 c/s,不同导联>2 c/s,对侧对应部位>0.5 c/s。α波幅>150 μV,枕部双侧波幅差>50%。

(2)额区或各区出现高波幅β活动,β波波幅>50 μV。

(3)额区散在慢波数量超过正常范围（θ波指数＞10％～15％），波幅为中至高波幅。

(4)自发或诱发出现少量的，单发的或偶见的不典型尖波，棘波，尖波，棘-慢波，尖-慢波。

(5)视反应α节律不抑制。

2.成人中度异常脑电图

(1)θ活动占优势，以θ波为基本节律。

(2)慢波有局限性，两侧经常有显著不对称的活动。

(3)自发或诱发尖波，棘波或尖-慢波，棘-慢波。

(4)过度换气时出现高波幅慢波，且在过度换气停止10秒后仍未消失。

(5)中幅δ波成串或成群出现。

3.成人高度异常脑电图

(1)δ波占优势。

(2)有明显的局限性。

(3)出现自发或诱发的尖波节律，棘波节律或病理复合波节律。

(4)出现爆发抑制或平坦活动（波幅＜10 μV）。

成人高度异常脑电图见于严重颅内病变，颅内高压晚期，脑炎极期，严重脑外伤，肝昏迷，尿毒症，心搏骤停复苏，脑死亡等。

(八)睡眠脑波

1.思睡期

思睡期α波消失或中间出现，代以低波幅快活动及θ波，节律不规则，当外界刺激时，波可迅速恢复。

2.浅睡期

浅睡期可出现睡眠纺锤，即睡梭，又称σ节律。

3.中睡期

中睡期主要波率为δ波（3 c/s），不规则，常间以顶尖波及散在之睡眠纺锤及K-综合波（12～16 c/s）。

4.深睡期

深睡期出现弥漫性高波幅不规则之δ波，波幅可高达300～600 μV，两侧对称。同时混有4～7 c/s θ波，慢波上重叠有快波。睡眠纺锤消失。

(九)诱发试验

1.睁闭眼试验(视反应)

睁闭眼试验是被检者睁眼时,顶枕区 α 波受抑制,而代之以 β 活动这种反应称视反应。视反应可作为大脑发育进程的指标,在生理情况下,α 节律抑制随年龄的增长而增高,表现为 α 节律从部分抑制逐渐向完全抑制过度。在定位诊断上,视反应时病理波不抑制,表示病灶位于皮质浅部或电极附近;如病理波抑制,则表示病灶在皮质深部或远离电极部位。

2.过度换气(HV)

过度换气是使肺泡内大量 CO_2 呼出,血液 CO_2 浓度下降,血 pH 上升而出现的碱中毒状态,引起脑毛细血管收缩,皮质缺氧,使脑皮质神经细胞代谢的环境发生变化,提高皮层质兴奋性,在此状态下,提高病理波的阳性率。

3.睡眠

睡眠时癫痫病者易出现或加强癫痫样放电。颞叶癫痫病者觉醒时脑电图只有 30% 可发现病灶,而睡眠时则可有 80% 以上发现病灶,局限性癫痫病者睡眠时阳性率可提高 2/3,除出现局限性异常外,还可有病侧睡眠波减弱或消失。

4.闪光刺激

闪光刺激对癫痫小发作病者多数可诱发棘-慢节律。对肌阵挛性癫痫病者可诱发多棘-慢波。对其他类型癫痫,闪光刺激诱发的脑电图异常,主要为弥漫性快活动或慢活动,棘-慢波,额和中央区棘波伴有肌阵挛。值得指出的是,有些癫痫病者在其他诱发试验阴性时,通过闪光刺激可获得阳性结果。

5.贝美格或戊四氮

贝美格易诱发局限性放电,戊四氮易诱发弥漫性放电。一般认为贝美格的不良反应比戊四氮少,引起脑电图改变的剂量和抽搐剂量距离较大,易排出并易被苯巴比妥中和,故比较戊四氮安全。此外还可采用光-贝美格或光-戊四氮诱发,可减少药物用量和不良反应,并减少临床发作和提高阳性率。由于上述原因,故多采用光-贝美格诱发试验,其阳性率接近 90%。光-美解贝美格眠诱发的脑电图异常,主要为阵发性两侧同步性高波幅慢活动、棘波、棘-慢波或局限性异常放电。

6.声音刺激

声音刺激对声源性癫痫病者可诱发癫痫样放电与临床发作。对其他癫痫病者诱发阳性率不高,故较少用,此外还有鼻咽电极、蝶骨电极、颈动脉窦压迫法、低血糖诱发、低 O_2 诱发、水诱发、药物诱发以及合并方法光-戊四氮诱发等。

二、24 小时动态脑电图

24 小时动态脑电图是指记录时间达到或超过 24 小时的便携式脑电图系统（AEEG）。受检者在日常生活环境中使用，完成 24 小时甚至更长时间的脑电活动记录，然后由电脑对记录数据进行处理，使偶发的一过性脑瞬间障碍的脑电活动得以再现，以确定发作与环境、时间、诱因和个人状态的关系。

（一）检查方法

24 小时动态脑电图是将 8,16,24 导联或以上脑电信号泛录于随身携带记录盒的磁盘上，连续记录24 小时。开始记录时同常规记录脑;电图一样，然后受检者便可携带记录盒进行日常活动、休息及睡眠。受检者需要详细记录日常各项活动及所患疾病临床发作的时间，供分析时参考。

（二）动态脑电图的适应证

为了证实癫痫痫性发作和发作性神经功能缺失，确定假性癫痫痫性发作类型，癫痫灶定位，观察药物疗效，癫痫预后判断及与其他发作性疾病的鉴别，需要进行动态脑电图检查。

（三）异常动态脑电图表现

（1）慢波:包括间歇性和连续性慢波。

（2）局灶性慢波:常提示该部位的局灶性损害。

（3）广泛性的慢波:出现于癫痫发作后期，代谢改变和药物影响等。

（4）癫痫性放电的特征改变:发作期的棘波，棘-慢综合波。

（5）爆发性节律。

（6）周期性的节律改变。

（7）两侧半球或脑叶间波形不对称。

（四）动态脑电图的优势与不足

1.优势

（1）脑电图属于脑功能状态的检测。

（2）动态脑电图是计算机 X 线断层扫描（CT）、磁共振成像（MRI）解剖结构观察的补充。

（3）提供了癫痫患者痫性放电的直接证据。

（4）某种程度上是诊断癫痫的唯一技术手段。

(5)检查费用低、可以重复检查。

(6)患者可以携带检查装置,随便走动,不影响日常活动。

2.不足

(1)存在着电极接触不良、电压不稳引起的伪差。

(2)咬牙、吞咽,咳嗽、肢体活动等引起的伪差。

(3)易受机体状态和药物的影响。

(4)受采集脑电图时间段的限制。

(五)动态脑电图检查的临床意义

1.对癫痫检测的阳性率高于常规脑电图

动态脑电图检查诊断癫痫的作用非常重要。在常规脑电图检查正常的癫痫患者中,通过动态脑电图检查,发现痫样放电的概率大大提高。

2.鉴别假性癫痫

许多发作性意识丧失疾病的表现与癫痫相类似,但发病机制不同。动态脑电图可用于晕厥和癫痫的鉴别。文献报道通过动态脑电图检查仅有1%~5%表现晕厥的患者有痫性放电。

3.术前癫痫患者的评估

对于局灶性癫痫和顽固性癫痫需要考虑手术切除病灶的患者。术前进行动态脑电图等监测,可进一步确定痫性发作病灶的局限性和痫性放电的顽固性,为手术切除范围提供的参考依据。

4.新生儿的痫性发作监测

由于窒息引起的新生儿癫痫发作和亚临床癫痫发作在临床上十分常见,据报道动态监测25例,发现痫性放电20例,其中11例有临床发作,痫性放电多发生在出生后5天,动态脑电图监测可为早期诊断提供帮助。

5.发作性睡病与癫痫

发作性睡病是一种快速眼动睡眠障碍的原发性疾病,表现为不可抗拒的睡眠、猝倒症,入睡前幻觉及睡眠瘫痪。发作性睡病的猝倒发作易与失张力性癫痫发作相混淆,50%的发作性睡病有持续几秒钟到10分钟的自动症和遗忘,事后不能回忆,易误诊为复杂部分性发作。动态脑电图监测对鉴别诊断极有帮助,发作性睡病在白天的睡眠中,甚至只持续10分钟的睡眠,也有快速眼动睡眠出现,而癫痫患者的快速眼动睡眠期,多在睡眠后90分钟才会出现。

6.梦游症与癫痫

梦游症是一种非快速眼动睡眠紊乱,典型表现是开始睡眠后的1~2小时内患者突然坐起,表情淡漠,双目无神,稍后出现一些复杂,似有目的反复活动,如起床、进食、走步,持续 10～30 分钟,然后又入睡,事后不能回忆。有时与复杂部分性发作相似,动态脑电图检查梦游症在睡眠第 3 或 4 期能被唤醒。脑电图为超同步、单节律。而癫痫患者则在脑电图上有痫性放电。

7.夜惊与癫痫

夜惊多发于儿童,表现为睡眠中异常惊醒、叫喊,表现惊恐不安、意识模糊。如当时促其觉醒,部分患者能说出梦到令人恐怖的活动情节,第 2 天患者常常不能对夜间发生的行为进行回忆,精神刺激、过度疲劳、极度兴奋常可诱发,是一种发生在非快速动眼睡眠中的睡眠紊乱。动态脑电图检查夜惊发生在睡眠阶段的 3～4 期,主要表现为普遍和局部的阵发性慢波,棘-慢、尖-慢综合波。

(六)动态脑电图

判定需要注意的问题异常脑电图仅说明一种脑功能状态。一种异常脑电图可见于多种疾病,故脑电图不能作病因诊断。脑电图反映的是神经元受损后电位变化,不能显示病变本身,所以定位范围较解剖、CT 或 MRI 范围大。但脑电图目前仍为其他方法不能代替的最敏感的脑功能监测方法。脑电图在癫痫的诊断中具有特殊重要作用。晕厥、短暂性脑缺血发作、癔症性发作、猝倒症、发作性睡病和过度换气综合征等许多临床上的发作性疾病,需要通过动态脑电图的检查加以鉴别。以上疾病在神经功能丧失的表现上有与癫痫相似的表现,但致病原因不同,没有大脑皮质神经元的异常放电,因而脑电图在鉴别诊断上有不可取代的特殊作用。脑电图反映了大脑功能状态,提供了痫性发作时脑功能异常的直接证据,是 CT、MRI 等影像技术所不能比拟的,这也是动态脑电图与其他检查技术比较的优势所在。

第三节　肌电图检查

肌电图(EMG)是检测及研究肌肉在安静、随意收缩和周围神经受刺激时的各种电生理特性的技术。广义的肌电图包括同心圆针电极肌电图、神经传导速度、F 波、重复神经电刺激、各种反射、单纤维肌电图(SFEMG)、巨肌电图和扫描肌电图等。脊髓前角细胞及其以下神经肌肉接头的病损均可导致肌电图的改变。

一、肌电图的临床意义及检查原则

(一)肌电图的临床意义

(1)对肌肉病变的神经源性损害、肌源性损害和神经肌肉接头病变进行诊断和鉴别诊断,特别对临床诊断困难者更有意义。

(2)发现亚临床病灶或临床易被忽略的病灶,如早期的运动神经元病、深部肌肉萎缩及肥胖儿童的肌肉萎缩。

(3)病变节段定位诊断,通过不同神经支配的肌肉肌电图测定,结合神经传导速度测定可帮助鉴别神经根与神经丛病变。

(二)肌电图的检查及注意事项

(1)检查者应熟悉解剖知识,并在检查前做详细的神经系统检查。

(2)适应证:脊髓前角细胞及以下病变。

(3)禁忌证:血液系统疾病如出血倾向者、血友病及血小板计数$< 20 \times 10^9 / L$者;乙型肝炎、艾滋病或 HIV 阳性患者可使用一次性针电极检查。

(4)电极的消毒:针电极消毒方法通常用煮沸,时间约 20 分钟,可避免大多数细菌感染;CJD 和痴呆患者使用的电极应高压消毒,120 ℃持续 1 小时,与艾滋病患者的针电极消毒相同;肌电图检查后 24 小时内 CK 可升高,48 小时后可恢复正常。

二、正常肌电图

(一)肌肉静息状态时检查步骤及所见

(1)插入电位:指针电极插入时引起的电活动,正常人变异较大。

(2)自发电位:指肌肉安静状态下的电活动。正常状态下自发电位主要指终板噪音和终板电位,后者波幅较高。终板电位除在形态上与纤颤电位不同外,通常伴有疼痛,动针后疼痛消失。

(二)测定

肌肉轻收缩状态下的运动单位动作电位主要测定运动单位电位的时限、波幅、波形及多相波百分比。通常每块肌肉测定 20 个电位。

(三)肌肉大力收缩状态时的募集电位

正常人在肌肉大力收缩时,几乎所有的运动单位参与收缩,可产生节律的、反复的动作电位;肌电图上呈密集相互重叠难以分辨基线的运动单位电位,为干扰相。

三、异常肌电图

(一)异常插入电位

1.插入电位减少或消失

重症的肌肉萎缩、肌肉纤维化和脂肪组织浸润和肌纤维兴奋性降低等。

2.电位增多或延长

见于神经源性和肌源性损害。针电极插入或移动位置时可诱发。

(二)自发电位

1.电位

电位是由失神经支配肌纤维运动终板对血中乙酰胆碱的敏感性升高引起的去极化,或失神经支配的肌纤维静息电位降低所致的自动去极化产生的动作电位。其波形多为双相,起始为正相,随后是负相,时限范围是 1~5 毫秒,波幅一般为 20~200 V。纤颤电位通常在神经损伤 2~3 周出现,随着神经再生纤颤电位逐渐减少或消失。下运动神经元损伤或肌源性损伤均可产生纤颤电位,必须结合 EMG 的其他指标方可诊断。

2.正锐波

其产生机制及临床意义同纤颤电位。波形特点为双相,起始为一正相,之后为一时限较宽、波幅较低的负向波,形状似"V"字形,时限为 10~100 毫秒。

3.束颤电位

束颤电位是一个运动单位电位或部分运动单位支配的肌纤维自发放电,波幅、时限及形态同运动单位动作电位。以往认为束颤电位起源于前角细胞病变,目前认为神经根及周围神经病变也可出现束颤电位,必须结合肌电图的其他异常改变才有意义。

(三)肌强直放电

肌肉自主收缩后或受机械刺激后出现的不自主强直收缩。波幅通常为 10 μV~1 mV,频率为 25~100 Hz,扩音器可听到类似飞机俯冲或摩托车减速的声音。肌强直电位发生原理尚不明确,认为可能与安静时肌膜的氯离子电导性减少有关。肌强直放电见于先天性肌强直、萎缩性肌强直及副肌强直,也可见于高钾型周期性瘫痪等。肌强直放电应与肌强直样放电鉴别,后者的波幅为 50 μV~1 mV,频率为 5~100 Hz,扩音器可听到类似机关枪发放的声音,没有波幅和频率的变化,见于肌源性损害和慢性神经源性损害。

(四)异常运动单位动作电位(MUAPs)

1.时限异常

表现为 MUAPs 增宽或缩短,时限大于正常值的 20%,即为 MUAPs 时限增宽,是神经源性损害的表现,主要见于脊髓前角细胞病变、神经根病变、周围神经病等。时限增宽是再生的神经纤维支配了更多的肌纤维,使运动单位变大所致。MUAPs 时限小于正常值的 20% 提示 MUAPs 时限缩短,主要见于肌源性损害,如进行性肌营养不良、先天性肌病和肌炎等,是肌纤维丧失使运动单位变小所致。

2.波幅异常

MUAPs 波幅的临床意义远不如时限,波幅增高提示神经源性损害,波幅降低提示肌源性损害,但必须结合时限作出诊断。

3.波形异常

主要表现为多相电位(位相超过 5 相以上并包括 5 相)所占的百分比增高。多相波百分比在不同的肌肉均有其正常范围,超过正常值为多相电位增多,可见于神经源性损害和肌源性损害。产生原因可能与神经或肌纤维受损后,同一运动单位的肌纤维放电不同步所致有关,波形的异常必须结合时限及波幅改变才有肯定的意义。

(五)大力收缩募集电位异常

主要表现相型及波幅的变化,运动单位电位数量减少可表现混合相或单纯相伴有波幅增高,为神经源性损害特点。肌源性损害表现为病理干扰相。

1.单纯相

肌肉大力收缩时,参加发放的运动单位数量明显减少,肌电图上表现为单个独立的电位。

2.混合相

肌肉大力收缩时,运动单位数量部分减少,肌电图上表现为单个独立的电位与密集难分的电位同时存在。

3.病理干扰相

肌纤维变性坏死等使运动单位变小,在做大力收缩时参与的运动单位电位的数量明显增加,表现为低波幅干扰相,又被称为"病理干扰相"。

四、肌电图的临床应用

肌电图用于运动神经元病变、肌肉疾病及神经-肌肉接头疾病的诊断及鉴别诊断,与神经传导速度相结合具有定位诊断意义。

(一)脊髓前角细胞病变

脊髓前角细胞病变主要包括运动神经元病(如肌萎缩侧索硬化症,ALS)、脊髓灰质炎和脊髓空洞症等。ALS是累及上下运动神经元的慢性进行性疾病,以ALS为例讨论神经电生理改变。

1.肌电图改变

(1)广泛的急性和慢性失神经改变:①急性失神经改变,是病变2~3周以后出现的自发电位,包括纤颤电位、正锐波及束颤电位等。②慢性失神经改变,表现运动单位电位时限显著延长、波幅增高及多相波百分比增加等,肌肉大力收缩时可见运动单位电位数量减少,表现为混合相或单纯相。

(2)异常肌电图的分布特点:①3个以上的肢体肌肉出现神经源性损害,临床无症状的部位更有意义。②胸锁乳突肌神经源性损害阳性率占80%以上。③胸段脊旁肌神经源性损害,该部位是脊髓神经根病变较少累及的部位。④舌肌神经源性损害,但不具有特征性意义。

2.神经传导速度改变

(1)SCV无明显的改变,是本病排除诊断的最重要指标之一。

(2)MCV在病变早期通常正常,晚期特别是肌肉明显萎缩的部位MCV减慢和复合肌肉动作电位波幅降低。

(3)F波通常正常,部分患者波幅升高,是轴突末端芽生所致。肌肉严重萎缩,特别是伴有MCV异常时,F波潜伏期可延长。

(二)颈神经根病变

主要指颈椎病所致的神经根病变。

1.肌电图改变

(1)急性及慢性失神经表现与脊髓前角细胞病变相同。

(2)异常肌电图分布:根据受累的神经根呈节段性分布,受累的肌肉来自多条神经支配,脊旁肌自发电位有助于神经根病变的诊断。

2.神经传导速度改变

(1)SCV无明显的改变。因为病损在后根神经节的脊髓侧不影响第一级感觉神经元和纤维,所以感觉传导速度正常。

（2）MCV 变异较大,通常与病变程度有关。严重者可见复合肌肉动作电位波幅降低。

（3）F 波可表现潜伏期延长或传导速度减慢,部分患者还可有 F 波出现率降低,如远端 MCV 正常,对诊断更有意义。

（三）神经丛损伤

神经丛病变通常由炎症、外伤及肿瘤放疗等所致,根据损伤部位分为全臂丛、上臂丛、下臂丛及腰骶丛损伤等。

1.肌电图改变

受累肌肉根据病程可表现急性或慢性神经源性损害,受累肌肉呈丛性分布,结合神经传导速度测定有诊断意义。

（1）全臂丛损伤:上肢各神经支配的肌肉神经源性损害。

（2）上臂丛损伤:肌皮神经、腋神经、肩胛上神经及支配肌肉神经源性损害。

（3）下臂丛损伤:尺神经、正中神经及其支配肌肉呈神经源性损害。

（4）腰丛损伤:股神经、股外侧皮神经及支配肌肉急性和慢性神经源性损害。

（5）骶丛损伤:坐骨神经、臀上神经、臀下神经及支配肌肉急性和慢性神经源性损害。

2.神经传导速度改变

SCV 测定可见受损神经丛所组成的周围神经感觉神经动作电位波幅降低,如腋神经感觉神经动作电位波幅降低通常提示上臂丛损害,正中神经和尺神经感觉神经动作电位波幅降低提示下臂丛损害,部分患者还可出现 F 波潜伏期延长或消失。

（四）周围神经病

周围神经病是感染性、中毒性、代谢性、遗传性及嵌压性等多种原因引起的周围神经损害,大多数周围神经病同时累及运动纤维、感觉纤维和自主神经纤维。肌电图和神经传导速度测定对本病诊断及鉴别诊断有重要价值,可鉴别脱髓鞘与轴索损害两种病理类型。

1.急性炎症性脱髓鞘性多发性神经病

急性炎症性脱髓鞘性多发性神经病(GBS)为免疫介导的以周围神经脱髓鞘损害为主的周围神经病。

（1）肌电图改变:病变早期如以髓鞘脱失为主,肌电图可以正常,轴索受累或严重脱髓鞘继发轴索损害者可出现神经源性损害。2 周后可出现自发电位,病程较长者可有运动单位电位时限增宽、波幅增高及多相波百分比增高等。大力收缩可见运动单位减少。

(2)神经传导速度改变:发病1~2周内部分患者SNV及MNV无明显改变,2周后可出现神经传导速度减慢、波形离散及波幅下降等。一般认为早期波幅降低并非原发性轴索损害所致,可能与继发轴索损害或阻滞有关,神经传导速度减慢在病后2~3个月最明显。F波可表现潜伏期延长或传导速度减慢,病变早期可仅表现出现率降低。

2.糖尿病性神经病

本病为糖尿病伴周围神经损害,病变可发生于任何神经,临床可见多种类型,如感觉性周围神经病,感觉运动性周围神经病、单神经病、多发性单神经病及自主神经病等。病理上分为髓鞘受累为主的粗大有髓纤维受损和轴索损害为主的小纤维受损。

(1)肌电图改变:可有多种不同的表现,以感觉及自主神经损害为主时肌电图可以正常,运动纤维受累特别是轴索变性时可出现自发电位、运动单位电位时限增宽、波幅升高、多相波百分比升高,以及大力收缩时运动单位动作电位减少等神经源性损害的表现。

(2)神经传导速度改变:SCV可表现传导速度减慢和波幅降低,下肢较上肢阳性率高,MCV也可减慢但较轻。通常病程愈长神经传导速度异常率愈高。

3.腓骨肌萎缩症

腓骨肌萎缩症(CMT)是常见的遗传性周围神经病,多为常染色体显性遗传,部分为隐性遗传或性状隐性遗传。本病可根据神经电生理改变分为遗传性运动感觉神经病Ⅰ型(HMSNⅠ)及Ⅱ型(HMSNⅡ)。

(1)肌电图改变:HMSNⅠ型为肥大型,病理上表现髓鞘脱失及反复再生。如未继发轴索损害,肌电图可表现正常。Ⅱ型为轴索型,有明显轴索损害,肌电图表现为神经源性损害。由于本病呈隐袭起病的慢性过程,自发电位较少见。

(2)神经传导速度改变:HMSNⅠ型主要表现为传导速度减慢,一般传导速度<25 m/s或低于正常值的50%。还可见明显波形离散,因此波幅的价值远不如神经传导速度有意义。HMSNⅡ型主要表现波幅降低,传导速度一般不低于正常值的40%,MCV一般在45 m/s左右。

4.腕管综合征

腕管综合征(CTS)是常见的正中神经嵌压性周围神经病。

(1)肌电图改变:拇短展肌为神经源性损害,伴或不伴有自发电位,病程较长受累较重者可见运动单位电位时限增宽、波幅增高及多相波百分比增加,小指展肌正常。

(2)神经传导速度改变:轻者只表现正中神经 SCV 减慢及波幅降低,重者伴运动末端潜伏期延长和波幅降低,CTS 严重程度通常与 SCV 和 MCV 异常程度有关。

(五)肌源性疾病

肌源性疾病是各种原因引起的肌肉病,包括进行性肌营养不良、炎症性肌病、内分泌性肌病、代谢性肌病和肌强直等。除肌强直在电生理上有特征性改变,其他疾病具有电生理的共同特点,鉴别诊断主要依据家族遗传史、典型临床表现、各种血生化检查及肌肉病理等。

1.肌电图改变

强直性肌营养不良可见肌强直放电,其他肌肉疾病均可见纤颤电位和正锐波,炎症性肌病的自发电位通常是疾病活动的标志。轻收缩时运动单位电位时限缩短、波幅降低及多相电位增多,产生原因是肌纤维丢失导致运动单位范围缩小。大力收缩时呈低波幅干扰相,称病理干扰相,是肌源性损害肌电图的特征性改变。肌源性损害的分布特点是近端肌肉受累为主。

2.神经传导速度改变

SCV 无明显改变,肌纤维严重损害,特别是有肌肉萎缩时可见运动末端潜伏期延长及波幅降低,严重者肌肉复合电位难以测出。

(六)神经肌肉接头疾病

神经肌肉接头疾病主要包括重症肌无力、肌无力综合征及肉毒中毒等。

1.重症肌无力

重症肌无力(MG)是突触后膜乙酰胆碱受体抗体(AChR-Ab)介导的自身免疫性疾病。

(1)肌电图和神经传导速度:通常正常,少数患者或病程较长者可合并肌源性损害,表现为运动单位大小不等、时限缩短、波幅降低及多相波百分比增高等,应注意除外是否伴有其他原因的肌肉病变。

(2)RNS 改变:低频 RNS 可见波幅明显递减,高频 RNS 也可见波幅递减,但不如低频 RNS 递减明显,因此前者临床意义更大。

2.肌无力综合征

肌无力综合征(LES)是运动神经末梢乙酰胆碱受体(AChR)功能障碍所致

的肌无力,突触前膜冰冻断裂技术发现突触前膜钙通道离子减少。该综合征常伴恶性肿瘤,小细胞肺癌最多见。

(1)肌电图及神经传导速度通常正常。

(2)RNS改变可见低频RNS波幅明显递减,高频RNS波幅明显递增,递增程度在100%以上为异常,是诊断肌无力综合征的特征性指标。

第四节　失语症检查

95%以上的右利手及多数左利手其大脑优势半球位于左侧。优势半球外侧裂周围病变通常会引起言语及语言障碍。远离该半球言语中枢的病变引起言语、语言障碍的可能性不大。因此,左侧外侧裂周围动脉分支血供障碍引起的脑盖及脑岛区损伤所致的语言功能(包括发音、阅读及书写)失常称为失语。失语诊断需与精神病、意识障碍、注意力减退及记忆障碍引起的言语障碍及非失语性言语障碍,如构音不良、先天性言语障碍、发音性失用及痴呆性言语不能相鉴别。

一、失语的分类

根据大脑白质往皮质的传入及传出系统病变将失语基本分为运动性失语(MA,与额叶病变有关)、感觉性失语(SA,与外侧裂后部病变有关)、传导性失语(CA,介于额叶与外侧裂后部之间的病变)。除了病变部位以外,失语的分类还与患者的言语表达、理解及复述功能有关。以下为国际上病变部位和临床特点的分类。

(1)外侧裂周围失语综合征:运动性失语;感觉性失语;传导性失语。

(2)分水岭带失语综合征:经皮质运动性失语;经皮质感觉性失语;经皮质混合性失语。

(3)皮质下失语综合征:丘脑性失语;基底节性失语;Merle四方空间失语。

(4)命名性失语。

(5)完全性失语。

(6)失读。

(7)失写。

二、失语的检查

失语检查是一种繁杂的临床工作,患者失语的表现不仅与疾病本身有关,也与患者的文化程度、工作及家庭环境、智能情况、病程及当时注意力是否完整有关。因此,失语检查应兼顾以上情况,根据目的的不同,选择不同的检查方法。临床上常用的失语检查法有:波士顿诊断失语检查法(BDAE)、亚琛失语检查法(AAT)等。1988年,北京医院王新德教授根据国外失语研究进展,结合我国国情组织制订了"汉语失语症检查法(草案)"。1992年,北大医院高素荣教授在BDAE的基础上,结合我国国情制订了汉语失语检查法。1992年,王新德教授对检查法进行了修改,在临床上得到广泛应用。

虽然失语检查法种类繁多,其出发点不尽相同,但检查的基本内容则大同小异,检查时重点需注意如下方面。

(一)与患者的交流

很大程度取决于检查者的技巧,需注意如下情况。

(1)安静的环境,避免干扰。

(2)保持谈话主题,避免话题转换。

(3)言语简练、准确,避免表达含糊、简单(如儿语)。

(4)容许患者停顿、思考(给其充分的时间);当患者出现理解困难时。应该:①换一种表达方式。②改变回答形式(如将回答问题改为仅以"是"或"不是"回答)。③交谈中经常辅以非言语方式,如表情、手势。④给自己时间,以正确理解患者言语及非言语信息。⑤检查者出现理解不清时,重复问患者。⑥当患者出现与话题完全无关的表达(奇语、自语、自动)时打断患者。

(二)自发言语情况

传统的失语检查法应该均从谈话(自发言语)开始,如要求患者讲发病经过,在谈话过程中,注意患者说话是否费力,音调和构音是否正常,说话句子长短,说出话多还是少,能否表达其意。这对失语诊断十分重要。因此,要求对其作录音记录,需描述的内容如下。

(1)音韵障碍:如语调、发音速度、重音改变等,仔细描述音韵,将有助于错语的判断。

(2)语句重复:如赘语、回声现象,对特定内容语句重复的描述将有助于失语诊断及预后的判断。

(3)错语:需说明患者的错语形式,语音性错语("桥"-"聊")或语义性错语

("桌子"-"椅子"),是否存在新语或奇语。

(4)找词困难:为失语患者最常出现的症状,其结果是患者出现语义性错语,如以近义词替代目标词(桌子-椅子),称为近义性语义错语;或以不相干性词代替目标词(桌子-花),称为远义性语义错语;其他找词困难的表现为语句中断、语句转换(如"您知道我说的意思……")、语句重复或持续现象;过多错语的后果为"奇语"。

(5)失文法现象:在语句层面出现的语法错误称为失文法,如"电报性言语"(患者省略功能词-副词、助词等,而仅以名词、动词表达,如"头痛,医师……");或文法错用,即语句中功能词过多或错用。

(三)命名检查

命名检查包括如下 8 个方面。

(1)听患者谈话,从谈话中看有无命名问题。

(2)判断患者对看见的物品命名的能力,以现有环境中患者熟悉的物品为主要对象。如表、窗户、被子等。

(3)判断患者摸物品命名的能力,患者存在视觉失认时可给予语句选择,如"草是什么颜色?""用什么点烟?"。

(4)检查通过听刺激命名的能力,如用钥匙撞响声。

(5)判断患者对躯体部位的命名能力,如大拇指、肩、手腕等。

(6)检查者口头描述物品功能,让患者说出其名称;患者出现命名困难时可给予提示如命名"手表",将口型作成"手"的发音状态,"这是 sh..."也可将音头拼出如"这是手……"

(7)列出某一类别的名称的能力(列名)。

(8)检查命名能力注意除常用名称外,还应查不常说的物品一部分或身体一部分。如表带、肘、耳垂等命名。

单纯命名性失语定位困难,必须结合其他语言功能检查及神经系统体征。命名不能有 3 种情况及不同病灶部位。①表达性命名不能:患者知道应叫什么名称,但不能说出正确词,可接受语音提示。病灶大多在优势半球前部,即 Broca 区,引起启动发音困难,或累及至 Broca 区纤维,产生过多语音代替。②选字性命名不能:患者忘记了名称,但可描述该物功能,语音提示无帮助。但可从检查者提供名称中选出正确者,此种命名不能的病变可能在优势半球颞中回后部或颞枕结合区。③词义性命名不能:命名不能且不接受提示,亦不能从检查者列出名称中选出正确者。实际上患者失去词的符号意义,词不再代表事物,其病变部位不精确。但最常提出的部位为优势半球角回,角回与产生选字性命名不能的皮质区接近,临床上两种命名不可能混合出现,但纯粹型亦分别可见。

(四)理解

理解包括对词、句朗读的理解(图 1-25),典型的检查方法是患者对口头指令的反应,让患者从图中选择检查者发音的意思,可从简单的指一物开始,继而指不相关联的几件物,还可说某一物的功能让患者指出该物。行动无困难者还可让患者做一系列动作。也可采用是(否)问题。

在床上检查失语时,需注意避免常用命令词"将眼睛闭上""将口张开"或"将舌头伸出来",因患者可以完成指令的正确性因检查者无意识的暗示动作而具偶然性。

检验患者对句子的句法结构的理解程度需通过专项测试。

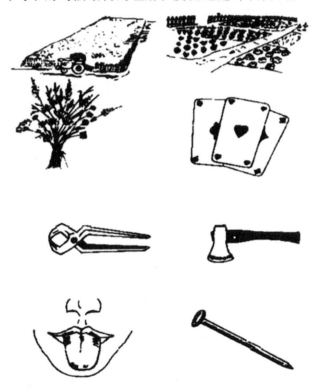

图 1-25　失语症检查

失语症患者对口语的理解罕见全或无现象,既不是全不懂,亦不是全懂。有些患者理解常用词,不理解不常用词;有些理解有具体意义的名词,不理解文法字,如介词、副词;有些理解单个名词,不理解连续几个名词,检查者对口语理解的检查及判断必须非常小心。

(五)复述

检查复述能力对于急性期语量减少的患者特别重要,因为复述能力保留较好者一般其预后较好。复述可在床边检查,且容易判断其功能是否正常。检查者可从简单词开始,如数字、常用名词,逐渐不常用名词、一串词、简单句、复杂句等,无关系的几个词和文法结构复杂的句子。很多患者准确重复有困难,甚至单个词也不能重复。不能重复可能因患者说话有困难,或者是对口语理解有困难。但有些患者的复述困难比其口语表达或理解困难要重得多。复述困难提示病变在优势半球外侧裂周围。如 Broca 区、Wernicke区及二区之间联系纤维。有些患者尽管自发谈话或口语理解有困难,但复述非常好。一种强制性的重复检查者说的话称模仿语言。完全的模仿语言包括多个短语、全句,以致检查者说出的不正确句子、无意义的字、汉语均可模仿。模仿语言可以是患者只能说的话,有些患者在模仿语言后又随着一串难以理解的话。显然,患者自己也不知自己在说什么。

大多数模仿语言患者有完成现象,如检查者说一个未完成的短语或句子,患者可继续完成,或一首诗、儿歌由检查者开始后,患者可自动接续完成。有些患者重复检查者说的词或短语时变成问话的调,表明他不懂这个词或短语。模仿语言最常见于听理解有困难的患者。以复述好为特点的失语提示病变在优势半球边缘带区。

(六)书写

书写检查为专项检查,对患者作听写检查时主要会出现以下表现。

(1)患者对字空间结构失认,故此为结构性失用,而非失语。

(2)音韵障碍:患者出现音韵错写。

(3)词错写:患者将词写错。

(4)严重病例常会出现书写中断或音节持续书写或自动症的表现。

(七)阅读

阅读障碍称失读,由于脑损害导致对文字(书写语言)的理解能力丧失或有障碍,要注意读出声与理解文字是不同的功能。失读指对文字的理解力受损害或丧失。有说话障碍者不能读出声,但理解。阅读检查大致较容易,让患者念卡片上的字或句,并指出其物或照句子做,如此水平可完成则让患者念一段落,并解释。不完全阅读障碍可表现为常用字保留较好,名词保留较好,不常用字则不理解。

临床上鉴别失语较为简单的方法为 Token-Test(Orgass,1983 年)。

失语检查对区分失语类型、判断失语转归,进一步确定失语治疗方案意义重大。在临床上,需耐心做反复练习方能熟练,在作失语诊断时需慎重,因与检查技巧等诸因素有关。

第五节　智能、失认、失用检查

对患者智能的检查需从患者的理解、记忆、逻辑思维以及对日常的生活常识的掌握上来评价,常需要家属提供病史和描述患者的活动,并结合神经系统检查和选择性特殊检查等结果。临床上,智能的检查首先要从以下几方面来进行。

一、意识状态

智能检查首先需判断患者的精神状态,第一步就是要仔细检查患者在被检查时的意识水平,这包括与脑干网状激动系统有关的醒觉状态和大脑皮质功能有关的意识内容两部分,其次是记录检查时患者意识水平的状态及其波动。一般观察通常就能够确定醒觉异常,但对醒觉意识错乱状态定量则需要正规测验。数字广度是最常用的检查方法:检查者按每秒钟一个字的速度说出几个数字,立即让患者重复如能复述数字达 7 ± 2 个则认为正常,不能重复 5 个或 5 个以下数字的患者即有明显注意力问题。另一个方法是"A 测验",一种简单的持续进行的试验。检查者慢慢地无规律地说英文字母,要求患者在每说到"A"时作表示。30 秒内有一个以上的遗漏即表明有注意力不集中。

二、精神状况与情绪

描述当时患者的精神状况及情绪情况有助于对智能评定结果的判定,常需要通过直接与患者的接触和询问家属及护理人员,来了解患者如何度过一天吃和睡的情况;患者的一般行动和精神状态如何(如患者是整洁的还是很肮脏,对待他人的行为如何,患者对周围事情的反应是否正常,有无大小便失禁等等)。情绪状况包括患者内在情感和主观情感,也可反映患者的人格特点。可以问患者"你内心感受如何?"或者"你现在感觉怎么样?"提问包括患者现在或过去产生过的自杀念头及实施的行为方式,抑郁是常见的心境障碍,可用"症状自评量表

（SCL-90)"来检测。

三、言语功能

见失语检查部分。

四、视空间功能

此为脑的非口语功能之一。最基本的测验是临摹图画的能力,平面图和立体图都要画,也可让患者画较复杂的图画(见图 1-26),判断患者是否也存在着"疏忽"。

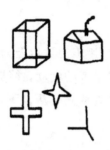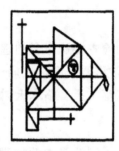

图 1-26　视空间功能检查

五、皮质有关功能

(一)运用

失用为患者在运动、感觉及反射正常时出现不能完成病前能完成的熟悉动作的表现。

(1)结构性失用检查:优势半球顶、枕交界处病变时,患者不能描绘或拼搭简单的图形,常用 Benton 三维检查。

(2)运动性失用:发生于优势半球顶、枕交界处病变时,常用 Goodglass 失用评定法。①面颊:吹火柴,用吸管吸饮料。②上肢:刷牙、锤钉子。③下肢:踢球。④全身:正步走、拳击姿势。

评定:正常——不用实物也能完成;阳性——必须有实物方能完成大部分动作;严重——给予实物也不能完成动作。

(3)意念性失用:优势半球缘上回、顶下回病变时,患者对精细动作的逻辑顺序失去正确观念。检查时让患者按顺序操作,如"将信纸叠好,放入信封,封上",患者表现为不知将信与信封如何处置。

(4)穿衣失用:右顶叶病变时,患者对衣服各部位辨认不清楚,不能穿衣,或穿衣困难。必须确定患者是否有过分的穿衣或脱衣困难,特别是要注意患者有无趋向身体一侧穿衣和修饰,而忽视另一侧(一侧忽视);在穿衣时完全弄乱,胳膊或腿伸错地方。不能正确确定衣服方位(视空间定向障碍);或者有次序问题,为视空间失认的一种表现。

(5)意念运动性失用:因缘上回、运动前区及胼胝体病变所致,患者不能执行口头指令,但能下意识作一些熟悉的动作,检查者可让患者模仿,如检查者做刷牙动作,让患者模仿,或让患者"将手放在背后,并握拳"。不能完成者为阳性。

(二)失认

(1)视觉失认检查(视觉疏忽检查)。Schenkenberg line disection 指导语:"请您在每条线的中点划一条竖线",让患者在每根线上的中点作等分记号,单侧漏记2根,或中点偏移距离超出全线长度10%均为阳性。检查者同时应注意患者有无口头否认身体被忽视部分有任何缺陷,或该部位与自体的关系。见图 1-27。

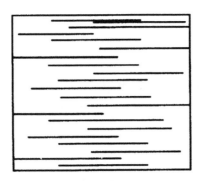

图 1-27　视觉失认检查

(2)左右失认:检查者口述左右身体某部位名称,嘱患者指出或抬起(手或脚),进一步的测验可以给较复杂的指令,例如,"用你的左手摸你的右耳",回答不准确者为阳性。

(3)手指失认:说出手指的名称,让患者指出;或要求患者说出每个手指的名称,如说不出,可要求患者按检查者说的名称伸出手指。如仍做不到,检查者可刺激患者一个手指且不让患者看见,而要求患者活动另一手的同一手指。回答不准确者为阳性(特别要让患者指认不常用的手指如无名指)。

(4)辨认身体部分:要求患者指出身体的部位(眼、耳、口、手)和说出身体部位名称。

(5)穿衣困难(见穿衣失用)。

(三)额叶功能

(1)连续动作:当额叶病变时,运动失去有效的抑制,患者作手连续动作的能力下降,不能顺利、流畅地完成"拍、握拳、切"的动作。亦可让患者敲简单节律,看患者重复的能力,完成做-不做测验(当检查者敲一下时,患者敲二下,检查者敲二下时,患者不敲)。

(2)一笔画曲线:当额叶病变时,运动失去有效的抑制,患者一笔画会出现偏差,见图1-28。

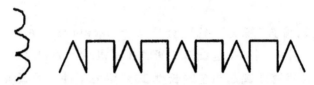

图 1-28　额叶功能检查

六、记忆测验

(1)即刻回忆:在短时间内完全准确地保存少量信息的能力称即刻回忆,常以测数字广度来评定。

(2)记住新材料的能力:亦称近事记忆或短时记忆。一个简单的方法是将自己的名字告诉患者,几分钟后让患者回忆此名字,亦可提出 3 或 4 个不相关的词。如"紫红色、大白菜、图书馆、足球场",让患者复述出来,然后在进行其他检查 5~10 分钟后,要求患者回忆这些词。

(3)回忆过去记住过知识的能力:称为远事记忆或长期记忆。此功能对于不同文化层次的患者难以判断,因为检查者不知道患者过去已熟悉的知识是哪些。可以问一些常识性问题,如涉及政治、个人历史等。

(4)虚构:患者对普通问题给予古怪的或不正确的回答称虚构。对星期几或日期回答不正确,对方向问题回答错地方,或说出最近并未发生过的个人活动。

(5)健忘:是启动回忆的问题,而不是记住新知识的问题,每个人都有健忘趋势,且随正常年龄增长而加重。

七、计算能力

计算要求熟练应用已学会的数字功能,给加、减、乘除题,结果必须与患者的教育水平和职业一致。一个常用的计算测验是从 100 减 7 开始,连续演算减7的能力。

八、临床上常用的痴呆评定量表

痴呆是一个复杂的综合征,是获得性的大脑皮质高级功能的全面障碍。早期痴呆患者,标准的智力测验和记忆测验仍是首选。而在中重度痴呆患者的评定时,由于病情的进展无法完成复杂的成套测验,或在初步筛选时为了减少临床工作的压力,应考虑选用短小、简便的测验。以下介绍几个国内外最广泛应用的测验。

(一)简易精神状况检查法(MMSE)

1975年,由 Folstein 等编制,有良好的信度和效度,简单易行,主要使用对象为老年人,国外已广泛采用。测验包括20题,30项,答对1项记1分,不答或答错记0分。修订后内容如下。

(1)定向力:共10项。

现在是哪一年?

现在是什么季节?

现在是几月份?

今天是几号?

今天是星期几?

你能告诉我现在我们在哪个省、市?

你住在什么区(县)?

你住在什么街道?

这儿是什么地方?

这里是几层楼?

(2)记忆力:包括3项。

现在我要说3样东西的名称,在我讲完之后,请你好好记住这3样东西,因为等一下我要再问你的:"皮球""国旗""树木",请你把这3样东西说一遍(检查者只说一遍,受试者无须按顺序回忆,回答出一个算一项)。

(3)注意力和计算力:包括5项。

现在请你从100减去7,然后从所得的数目再减去7,如此一直计算下去,把每一个答案都告诉我,直到我说"停"为止(连减5次,每减一次算一项,上一答案错误,而下一正确,算正确)。

(4)回忆:包括3项。

请你说出刚才告诉你的3样东西,每样记1分。

(5)语言：包括 9 项。

（出示手表）请问这是什么？

（出示铅笔）请问这是什么？

现在我要说一句话，请你清楚地重复一遍，这句是"44 只石狮子"（检查者只说一遍，受试者需正确复述，吐字准确方算对）。

（出示写了"闭上你的眼睛"的纸）请你照着这张卡片所写的去做。

我给你一张纸，请你按我说的去做，"用你的右手拿这张纸，用双手把纸对折起来，放在你的左腿上"（每个动作算一项，共 3 项）。

请你说一句完整的句子（要求有意义、有主语和谓语）。

这是一张图（图 1-29）（出示两个等边五角形交叉的图案），请你在同一张纸上照样把它画出来。

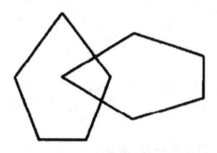

图 1-29　精神状况检查

本测验的划界分原作者提出为≤24 分。我国张明园等发现，测验成绩与文化程度密切相关，提出根据文化水平来划分：文盲≤17 分；小学≤20 分；初中及以上≤24 分。

(二)修订的长谷川痴呆量表(HDS-R)

1974 年，由日本学者长谷川（HASEGAWA）编制。该量表评分简单，不受文化程度影响，有较高的敏感性和特异性，是筛选老年性痴呆的较理想的工具。总分 30 分，划界分为 22 分，表 1-4。

表 1-4　HDS-R 项目及评分项目内容评分

项目内容	评分
(1)你多大年龄？（±2 岁）	0 1
(2)现在是哪年？	0 1
哪月？	0 1
哪日？	0 1

续表

项目内容	评分
星期几？	0 1
（3）这是什么地方？（5 秒内回答正确给 2 分）	0 2
"医院""办公室?"正确选择给 1 分	0 1
（4）即刻回忆 3 个单词,每个 1 分	0 1 2 3
A.a.樱花 b.猫 c.无轨电车	
B.a.梅花 b.狗 c.汽车	
（每次测验用上述一种形式）	
（5）100 减 7 等于多少？	0 1
再减 7 等于多少？	0 1
（6）倒说数字 6-8-2,3-5-2-9(各 1 分)	0 1 2
（7）回忆问题(4)中的 3 个单词每一个正确回答给 2 分,提示后回答正确给 1 分	a.0 1 2 b.0 1 2 c.0 1 2
（8）出示 5 种物品(烟、火柴、钥匙、手表、钢笔)然后收起,要求患者回忆,每个 1 分	0～5
（9）说出尽可能多的蔬菜品种,如超过 10 秒不能说出下一个,即终止,在说出 5 种后,每说出一种给 1 分	0～5

（三）日常生活活动能力（ADL）

日常生活活动能力是国外常用的评定躯体功能状况的指标,特别在老年医学中应用广泛,具有实际意义和可行性,反应病变的严重程度,可以作为诊断及疗效观察的指标之一。评定条目包括基本生活能力(吃饭、穿衣、洗漱、上下床、室内走动、上厕所、大小便控制以及洗澡等)和操作性能力(如购物、做饭、一般轻家务、较重家务、洗衣、剪脚趾甲、服药、管理个人钱财、使用电话、乘公共汽车、在住地附近活动、独自在家等)。评定方法是每项活动完全自理为 0 分、有困难需帮助1分和需人完全照顾 2 分。

（四）哈金斯基（Hachinski）缺血指数量表

血管性痴呆起病迅速呈阶梯性变化,并有明显的局灶性神经系统体征,常与老年痴呆症同时混合发生。两者有时鉴别十分困难。临床上常用 Hachinski 缺血指数量表作鉴别筛查。

九、神经心理学评定的影响因素

(一)来自被试者的各种心理干扰

大脑损害的患者除有高级心理功能障碍外,往往还有瘫痪、头痛等躯体症状。患者通常情绪低沉,容易疲乏。由于体力和心理上的原因,一般不能承受复杂的测验作业,这时必须根据患者的具体情况,选用其能胜任的较简单的测验,或分段进行。被试者对测验有顾虑时,要做好解释工作,操作过程中要调动和保持其积极性,避免因情绪影响测验成绩。

(二)来自外界的影响

测验时,主试者和在场人员无意中流露的面部表情、语调变化和言语暗示,都会影响被试者的操作,应尽量避免。在场无关人员(如病友、工作人员和家属)最好回避。主试者对测验的程序、步骤、指导语以及评分标准不统一,也会影响测验结果。

第六节　神经传导速度检查

一、神经传导速度

神经传导速度(NCV)是用于评定周围运动神经及感觉神经传导功能的一项诊断技术。通常包括运动神经传导速度(MCV)、感觉神经传导速度(SCV)及F波的测定。

(一)运动神经传导速度

1.电极的放置

(1)刺激电极:通常使用圆形盘状电极,分为阴极和阳极,阴极置于神经远端,阳极置于神经近端,两者相隔2～3 cm。

(2)记录电极:动作电极置于肌腹,参考电极置于肌腱。

(3)地线:固定于刺激电极与记录电极之间。

2.测定方法及计算

(1)患者取卧位(测定上肢可取坐位),然后放置电极,固定刺激电极的位置后给予电刺激。

(2)刺激量由小到大逐渐增加至超强刺激,引起肌肉动作电位的最大强度后再增加 20%～30%,至出现稳定的肌肉动作电位。

(3)潜伏期测量从刺激伪迹至动作电位起始之间的时间差为神经传导潜伏期。

(4)神经传导速度计算:在神经通路近端及远端分别给予超强刺激,测定其不同的潜伏期,用两点间的距离除以两点间潜伏期差,即为神经传导速度;计算公式为:神经传导速度(m/s)=两点间距离(cm)×10/两点间潜伏期差(ms)。

(二)感觉神经传导速度

1.电极的放置

(1)刺激电极:通常为环形皮肤电极,套在手指或脚趾末端,阴极在阳极的近端。

(2)记录电极:动作电极置于神经干的远端(靠近刺激端),参考电极置于神经干的近端(远离刺激部位)。

(3)地线固定于刺激电极与记录电极之间。

2.测定方法及计算

(1)SCV 测定分为:顺行测定法和逆行测定法。顺行测定法,刺激电极置于感觉神经远端,与正常神经的传递方式一致,记录电极位于神经干的近端;逆行测定法,与 MCV 测定方法相同,刺激神经干,在肢体远端记录。目前多采用顺行测定法。

(2)潜伏期及波幅测定:潜伏期测定从刺激开始至正相波峰顶点时间,记录感觉神经动作电位(SNAPs),波幅采用峰-峰值,刺激电极与记录电极间距离除以潜伏期为 SCV。

(三)F 波测定

F 波是超强电刺激神经干在 M 波后的一个晚成分,由运动神经回返放电引起,因首先在足部小肌肉上记录而得名。

1.F 波特点

F 波波幅不随刺激量变化而改变,重复刺激时 F 波的波形及潜伏期变异较大。

2.测定方法

电极的放置同 MCV 测定,不同的是阴极放在近端。潜伏期的测定通常是连续测定 10～20 个 F 波,然后计算其平均值。F 波的出现率为 80%～100%。

3.正常值

不同神经的正常值不同,F 波的潜伏期正中神经及尺神经通常约为 26 毫秒,胫后神经及腓总神经约 48 毫秒。

4.F 波异常

可表现出现率低、潜伏期延长或传导速度减慢及 F 波消失等,通常提示周围神经近端病变。

(四)神经传导速度异常及影响测定因素

1.神经传导速度异常

(1)NCV 减慢:包括 SCV 及 MCV 减慢,常常可提示周围神经损害,单纯传导速度减慢是髓鞘损害的标志。

(2)波幅降低:单纯波幅降低提示轴索损害,严重的髓鞘脱失也可继发轴索损害,引起波幅降低。

2.影响 NCV 测定的因素

(1)温度:MCV 和 SCV 均受体温的影响,体温在 29~38 ℃,体温上升1 ℃,传导速度加快 2~3 m/s,检测时室内温度应在 21~25 ℃,皮肤温度应在 35 ℃以上。

(2)年龄:3~5 岁后神经传导速度与成年人接近,>65 岁者传导速度减慢,应建立不同年龄组的正常值。

(3)不同神经及不同节段神经的 NCV 也不完全一致。

二、重复神经电刺激

重复神经电刺激(RNS)是指超强重复刺激神经干在相应的肌肉记录的复合肌肉动作电位(CMAPs),是研究神经肌肉接头功能的重要检查手段。

RNS 的临床意义是正常情况下神经干连续受刺激后,肌电图显示 CMAPs 波幅有轻微波动,波幅降低或升高均提示神经肌肉接头病变。RNS 可根据刺激的频率分为低频 RNS(<5 Hz)和高频 RNS(10~30 Hz)。

(一)低频 RNS

1.测定方法

刺激电极置于神经干,记录电极置于该神经所支配的肌肉;频率为 5 Hz 或 5 Hz 以下,持续时间为3秒,计算Ⅳ波或Ⅴ波比Ⅰ波的波幅下降的百分比。

2.神经肌肉的选择

通常是近端面神经支配的眼轮匝肌、腋神经支配的三角肌、尺神经支配的小指展肌及副神经支配的斜方肌等。近端肌肉阳性率高,但不易固定;远端肌肉灵敏度不高,但结果稳定,伪差小。

3.正常值

正常人波幅降低不超过 8%,波幅降低 10%~15% 以上为波幅递减。

(二)高频 RNS

1.测定方法

电极的放置同低频 RNS。刺激频率为 10 Hz 或 10 Hz 以上,持续时间为3~20秒,计算最高波幅与第一波波幅下降的百分比。

2.神经肌肉的选择

因高频刺激患者疼痛较明显,同时肌肉的固定,通常选用尺神经做高频 RNS。

3.正常值

正常人波幅降低不超过 30%,降低 30% 以上为波幅递减。波幅递增>57% 为可疑;>100% 为异常波幅递增。

第二章　脑血管疾病

第一节　脑出血

　　脑出血（intracerebral hemorrhage，ICH）系指原发性非外伤性脑实质内出血，故又称原发性或自发性脑出血。脑出血系脑内的血管病变破裂而引起的出血，绝大多数是高血压伴发小动脉微动脉瘤在血压骤升时破裂所致，称为高血压性脑出血。主要病理特点为局部脑血流变化、炎症反应，以及脑出血后脑血肿的形成和血肿周边组织受压、水肿、神经细胞凋亡。80％的脑出血发生在大脑半球，20％发生在脑干和小脑。脑出血起病急骤，临床表现为头痛、呕吐、意识障碍、偏瘫、偏身感觉障碍等。在所有脑血管疾病患者中，脑出血占 20％～30％，年发病率为（60～80）/10 万，急性期病死率为 30％～40％，是病死率和致残率很高的常见疾病。该病常发生于 40～70 岁，其中＞50 岁的人群发病率最高，达 93.6％，但近年来发病年龄有愈来愈年轻的趋势。

一、病因与发病机制

（一）病因

　　高血压及高血压合并小动脉硬化是 ICH 的最常见病因，约 95％的 ICH 患者患有高血压。其他病因有先天性动静脉畸形或动脉瘤破裂、脑动脉炎血管壁坏死、脑瘤出血、血液病并发脑内出血、烟雾病（Moyamoya 病）、脑淀粉样血管病变、梗死性脑出血、药物滥用、抗凝或溶栓治疗等。

（二）发病机制

　　尚不完全清楚，与下列因素相关。

1.高血压

持续性高血压引起脑内小动脉或深穿支动脉壁脂质透明样变性和纤维蛋白样坏死,使小动脉变脆,血压持续升高引起动脉壁疝或内膜破裂,导致微小动脉瘤或微夹层动脉瘤。血压骤然升高时血液自血管壁渗出或动脉瘤壁破裂,血液进入脑组织形成血肿。此外,高血压引起远端血管痉挛,导致小血管缺氧坏死、血栓形成、斑点状出血及脑水肿,继发脑出血,可能是子痫时高血压脑出血的主要机制。脑动脉壁中层肌细胞薄弱,外膜结缔组织少且缺乏外层弹力层,豆纹动脉等穿动脉自大脑中动脉近端呈直角分出,受高血压血流冲击易发生粟粒状动脉瘤,使深穿支动脉成为脑出血的主要好发部位,故豆纹动脉外侧支称为出血动脉。

2.淀粉样脑血管病

它是老年人原发性非高血压性脑出血的常见病因,好发于脑叶,易反复发生,常表现为多发性脑出血。发病机制不清,可能为:血管内皮异常导致渗透性增加,血浆成分包括蛋白酶侵入血管壁,形成纤维蛋白样坏死或变性,导致内膜透明样增厚,淀粉样蛋白沉积,使血管中膜、外膜被淀粉样蛋白取代,弹性膜及中膜平滑肌消失,形成蜘蛛状微血管瘤扩张,当情绪激动或活动诱发血压升高时血管瘤破裂引起出血。

3.其他因素

血液病如血友病、白血病、血小板减少性紫癜、红细胞增多症、镰状细胞病等可因凝血功能障碍引起大片状脑出血。肿瘤内异常新生血管破裂或侵蚀正常脑血管也可导致脑出血。维生素 B_1、维生素 C 缺乏或毒素(如砷)可引起脑血管内皮细胞坏死,导致脑出血,出血灶特点通常为斑点状而非融合成片。结节性多动脉炎、病毒性和立克次体性疾病等可引起血管床炎症,炎症致血管内皮细胞坏死、血管破裂发生脑出血。脑内小动、静脉畸形破裂可引起血肿,脑内静脉循环障碍和静脉破裂亦可导致出血。血液病、肿瘤、血管炎或静脉窦闭塞性疾病等所致脑出血亦常表现为多发性脑出血。

(三)脑出血后脑水肿的发生机制

脑出血后机体和脑组织局部发生一系列病理生理反应,其中自发性脑出血后最重要的继发性病理变化之一是脑水肿。由于血肿周围脑组织形成水肿带,继而引起神经细胞及其轴突的变性和坏死,成为患者病情恶化和死亡的主要原因之一。目前认为,脑出血后脑水肿与占位效应、血肿内血浆蛋白渗出和血凝块回缩、血肿周围继发缺血、血肿周围组织炎症反应、水通道蛋白-4(AQP-4)及自由基级联反应等有关。

1.占位效应

主要是通过机械性压力和颅内压增高引起。巨大血肿可立即产生占位效应,造成周围脑组织损害,并引起颅内压持续增高。早期主要为局灶性颅内压增高,随后发展为弥漫性颅内压增高,而颅内压的持续增高可引起血肿周围组织广泛性缺血,并加速缺血组织的血管通透性改变,引发脑水肿形成。同时,脑血流量降低、局部组织压力增加可促发血管活性物质从受损的脑组织中释放,破坏血-脑屏障,引发脑水肿形成。因此,血肿占位效应虽不是脑水肿形成的直接原因,但可通过影响脑血流量、周围组织压力以及颅内压等因素,间接地在脑出血后脑水肿形成机制中发挥作用。

2.血肿内血浆蛋白渗出和血凝块回缩

血肿内血液凝结是脑出血超急性期血肿周围组织脑水肿形成的首要条件。在正常情况下,脑组织细胞间隙中的血浆蛋白含量非常低,但在血肿周围组织细胞间隙中却可见血浆蛋白和纤维蛋白聚积,这可导致细胞间隙胶体渗透压增高,使水分渗透到脑组织内形成水肿。此外,血肿形成后由于血凝块回缩,使血肿腔静水压降低,这也将导致血液中的水分渗透到脑组织间隙形成水肿。凝血连锁反应激活、血凝块回缩(血肿形成后血块分离成1个红细胞中央块和1个血清包绕区)以及纤维蛋白沉积等,在脑出血后血肿周围组织脑水肿形成中发挥着重要作用。血凝块形成是脑出血血肿周围组织脑水肿形成的必经阶段,而血浆蛋白(特别是凝血酶)则是脑水肿形成的关键因素。

3.血肿周围继发缺血

脑出血后血肿周围局部脑血流量显著降低,而脑血流量的异常降低可引起血肿周围组织缺血。一般脑出血后6～8小时,血红蛋白和凝血酶释出细胞毒性物质,兴奋性氨基酸释放增多等,细胞内钠聚集,则引起细胞毒性水肿;出血后4～12小时,血-脑屏障开始破坏,血浆成分进入细胞间液,则引起血管源性水肿。同时,脑出血后形成的血肿在降解过程中,产生的渗透性物质和缺血的代谢产物,也使组织间渗透压增高,促进或加重脑水肿,从而形成血肿周围半暗带。

4.血肿周围组织炎症反应

脑出血后血肿周围中性粒细胞、巨噬细胞和小胶质细胞活化,血凝块周围活化的小胶质细胞和神经元中白细胞介素-1(IL-1)、白细胞介素-6(IL-6)、细胞间黏附因子-1(ICAM-1)和肿瘤坏死因子-α(TNF-α)表达增加。临床研究采用双抗夹心酶联免疫吸附试验检测41例脑出血患者脑脊液IL-1和S100蛋白含量发现,急性患者脑脊液 IL-1 水平显著高于对照组,提示 IL-1 可能促进了脑水肿和脑损伤的发展。ICAM-1在中枢神经系统中分布广泛。Gong 等的研究证明,脑出血后 12 小时神经细胞开始表达ICAM-1,3 天达高峰,持续 10 天逐渐下降;脑出血后 1 天时血管内皮开始表达 ICAM-1,7 天达高峰,持续 2 周。表达ICAM-1的白细胞活化后能产生大量蛋白水解酶,特别是基质金属蛋白酶(MMP),促使血-脑屏障通透性增加,血管源性脑水肿形成。

5.AQP-4 与脑水肿

过去一直认为水的跨膜转运是通过被动扩散实现的,而 AQP 的发现完全改变了这种认识。现在认为,水的跨膜转运实际上是一个耗能的主动过程,是通过 AQP 实现的。AQP 在脑组织中广泛存在,可能是脑脊液重吸收、渗透压调节、脑水肿形成等生理、病理过程的分子生物学基础。迄今已发现的 AQP 至少存在 10 种亚型,其中 AQP-4 和 AQP-9 可能参与血肿周围脑组织水肿的形成。实验研究脑出血后不同时间点大鼠脑组织 AQP-4 的表达分布发现,对照组和实验组未出血侧 AQP-4 在各时间点的表达均为弱阳性,而水肿区从脑出血后 6 小时开始表达增强,3 天时达高峰,此后逐渐回落,1 周后仍明显高于正常组。另外,随着出血时间的推移,出血侧 AQP-4 表达范围不断扩大,表达强度不断增强,并且与脑水肿严重程度呈正相关。以上结果提示,脑出血能导致细胞内外水和电解质失衡,细胞内外渗透压发生改变,激活位于细胞膜上的 AQP-4,进而促进水和电解质通过 AQP-4 进入细胞内导致细胞水肿。

6.自由基级联反应

脑出血后脑组织缺血缺氧发生一系列级联反应造成自由基浓度增加。自由基通过攻击脑内细胞膜磷脂中多聚不饱和脂肪酸和脂肪酸的不饱和双键,直接造成脑损伤发生脑水肿;同时引起脑血管通透性增加,亦加重脑水肿从而加重病情。

二、病理

肉眼所见:脑出血病例尸检时脑外观可见到明显动脉粥样硬化,出血侧半球膨隆肿胀,脑回宽、脑沟窄,有时可见少量蛛网膜下腔积血,颞叶海马与小脑扁桃体处常可见脑疝痕迹,出血灶一般在 2～8 cm,绝大多数为单灶,仅 1.8%～2.7%为多灶。常见的出血部位为壳核出血,出血向内发展可损伤内囊,出血量大时可破入侧脑室。丘脑出血时,血液常穿破第三脑室或侧脑室,向外可损伤内囊。脑桥和小脑出血时,血液可穿破第四脑室,甚至可经中脑导水管逆行进入侧脑室。

原发性脑室出血,出血量小时只侵及单个脑室或多个脑室的一部分;大量出血时全部脑室均可被血液充满,脑室扩张积血形成铸型。脑出血血肿周围脑组织受压,水肿明显,颅内压增高,脑组织可移位。幕上半球出血,血肿向下破坏或挤压丘脑下部和脑干,使其变形、移位和继发出血,并常出现小脑幕疝;如中线部位下移可形成中心疝;颅内压增高明显或小脑出血较重时均易发生枕骨大孔疝,这些都是导致患者死亡的直接原因。急性期后,血块溶解,含铁血黄素和破坏的脑组织被吞噬细胞清除,胶质增生,小出血灶形成胶质瘢痕,大者形成囊腔,称为中风囊,腔内可见黄色液体。

显微镜观察可分为3期:①出血期,可见大片出血,红细胞多新鲜。出血灶边缘多出现坏死。软化的脑组织,神经细胞消失或呈局部缺血改变,常有多形核白细胞浸润。②吸收期,出血24～36小时即可出现胶质细胞增生,小胶质细胞及来自血管外膜的细胞形成格子细胞,少数格子细胞含铁血黄素。星形胶质细胞增生及肥胖变性。③修复期,血液及坏死组织渐被清除,组织缺损部分由胶质细胞、胶质纤维及胶原纤维代替,形成瘢痕。出血灶较小可完全修复,较大则遗留囊腔。血红蛋白代谢产物长久残存于瘢痕组织中,呈现棕黄色。

三、临床表现

(一)症状与体征

1.意识障碍

多数患者发病时很快出现不同程度的意识障碍,轻者可呈嗜睡,重者可昏迷。

2.高颅压征

表现为头痛、呕吐。头痛以病灶侧为重,意识蒙眬或浅昏迷者可见患者用健侧手触摸病灶侧头部;呕吐多为喷射性,呕吐物为胃内容物,如合并消化道出血可为咖啡样物。

3.偏瘫

病灶对侧肢体瘫痪。

4.偏身感觉障碍

病灶对侧肢体感觉障碍,主要是痛觉、温度觉减退。

5.脑膜刺激征

脑膜刺激征见于脑出血已破入脑室、蛛网膜下腔以及脑室原发性出血之时,可有颈项强直或强迫头位,凯尔尼格征阳性。

6.失语症

优势半球出血者多伴有运动性失语症。

7.瞳孔与眼底异常

瞳孔可不等大、双瞳孔缩小或散大。眼底可有视网膜出血和视盘水肿。

8.其他症状

如心律不齐、呃逆、呕吐咖啡色样胃内容物、呼吸节律紊乱、体温迅速上升及心电图异常等变化。脉搏常有力或缓慢,血压多升高,可出现肢端发绀,偏瘫侧多汗,面部苍白或潮红。

(二)不同部位脑出血的临床表现

1.基底节区出血

基底节区出血为脑出血中最多见者,占 60%～70%。其中壳核出血最多,约占脑出血的 60%,主要是豆纹动脉尤其是其外侧支破裂引起;丘脑出血较少,约占 10%,主要是丘脑穿动脉或丘脑膝状体动脉破裂引起;尾状核及屏状核等出血少见。虽然各核出血有其特点,但出血较多时均可侵及内囊,出现一些共同症状。现将常见的症状分轻、重两型叙述如下。

(1)轻型:多属壳核出血,出血量一般为数毫升至 30 mL,或为丘脑小量出血,出血量仅数毫升,出血限于丘脑或侵及内囊后肢。患者突然头痛、头晕、恶心呕吐、意识清楚或轻度障碍,出血灶对侧出现不同程度的偏瘫,亦可出现偏身感觉障碍及偏盲(三偏征),两眼可向病灶侧凝视,优势半球出血可有失语。

(2)重型:多属壳核大量出血,向内扩展或穿破脑室,出血量可达 30～160 mL;或丘脑较大量出血,血肿侵及内囊或破入脑室。发病突然,意识障碍重,鼾声明显,呕吐频繁,可吐咖啡样胃内容物(由胃部应激性溃疡所致)。丘脑出血病灶对侧常有偏身感觉障碍或偏瘫,肌张力低,可引出病理反射,平卧位时,患侧下肢呈外旋位。但感觉障碍常先于或重于运动障碍,部分病例病灶对侧可出现自发性疼痛。常有眼球运动障碍(眼球向上注视麻痹,呈下视内收状态)。瞳孔缩小或不等大,一般为出血侧散大,提示已有小脑幕疝形成;部分病例有丘脑性失语(言语缓慢而不清、重复言语、发音困难、复述差,朗读正常)或丘脑性痴呆(记忆力减退、计算力下降、情感障碍、人格改变等)。如病情发展,血液大量破入脑室或损伤丘脑下部及脑干,昏迷加深,出现去大脑强直或四肢弛缓,面色潮红或苍白,出冷汗,鼾声大作,中枢性高热或体温过低,甚至出现肺水肿、上消化道出血等内脏并发症,最后多发生枕骨大孔疝死亡。

2.脑叶出血

脑叶出血又称皮质下白质出血。应用 CT 以后,发现脑叶出血约占脑出血的 15%,发病年龄在 11~80 岁,40 岁以下占 30%,年轻人多由血管畸形(包括隐匿性血管畸形)、Moyamoya 病引起,老年人常见于高血压动脉硬化及淀粉样血管病等。脑叶出血以顶叶最多见,以后依次为颞叶、枕叶、额叶,40% 为跨叶出血。脑叶出血除意识障碍、颅内高压和抽搐等常见症状外,还有各脑叶的特异表现。

(1)额叶出血:常有一侧或双侧的前额痛、病灶对侧偏瘫。部分病例有精神行为异常、凝视麻痹、言语障碍和癫痫发作。

(2)顶叶出血:常有病灶侧颞部疼痛;病灶对侧的轻偏瘫或单瘫、深浅感觉障碍和复合感觉障碍;体象障碍、手指失认和结构失用症等,少数病例可出现下象限盲。

(3)颞叶出血:常有耳部或耳前部疼痛,病灶对侧偏瘫,但上肢瘫重于下肢,中枢性面、舌瘫可有对侧上象限盲;优势半球出血可出现感觉性失语或混合性失语;可有颞叶癫痫、幻嗅、幻视、兴奋躁动等精神症状。

(4)枕叶出血:可出现同侧眼部疼痛,同向性偏盲和黄斑回避现象,可有一过性黑矇和视物变形。

3.脑干出血

(1)中脑出血:中脑出血少见,自 CT 应用于临床后,临床已可诊断。轻症患者表现为突然出现复视、眼睑下垂、一侧或两侧瞳孔扩大、眼球不同轴、水平或垂直眼震,同侧肢体共济失调,也可表现大脑脚综合征或红核下部综合征。重者出现昏迷、四肢迟缓性瘫痪、去大脑强直,常迅速死亡。

(2)脑桥出血:占脑出血的 10% 左右。病灶多位于脑桥中部的基底部与被盖部之间。患者表现突然头痛,同侧第 Ⅵ、Ⅶ、Ⅷ 对脑神经麻痹,对侧偏瘫(交叉性瘫痪),出血量大或病情重者常有四肢瘫,很快进入意识障碍、针尖样瞳孔、去大脑强直、呼吸障碍,多迅速死亡。可伴中枢性高热、大汗和应激性溃疡等。一侧脑桥小量出血可表现为脑桥腹内侧综合征、闭锁综合征和脑桥腹外侧综合征。

(3)延髓出血:延髓出血更为少见,突然意识障碍,血压下降,呼吸节律不规则,心律失常,轻症病例可呈延髓背外侧综合征,重症病例常因呼吸心跳停止而死亡。

4.小脑出血

小脑出血约占脑出血的10%。多见于一侧半球的齿状核部位,小脑蚓部也可发生。发病突然,眩晕明显,频繁呕吐,枕部疼痛,病灶侧共济失调,可见眼球震颤,同侧周围性面瘫,颈项强直等,如不仔细检查,易误诊为蛛网膜下腔出血。当出血量不大时,主要表现为小脑症状,如病灶侧共济失调,眼球震颤,构音障碍和吟诗样语言,无偏瘫。出血量增加时,还可表现有脑桥受压体征,如展神经麻痹、侧视麻痹等,以及肢体偏瘫和(或)锥体束征。病情如继续加重,颅内压增高明显,昏迷加深,极易发生枕骨大孔疝死亡。

5.脑室出血

脑室出血分原发与继发两种,继发性系指脑实质出血破入脑室者;原发性指脉络丛血管出血及室管膜下动脉破裂出血,血液直流入脑室者。以前认为脑室出血罕见,现已证实占脑出血的3%～5%。55%的患者出血量较少,仅部分脑室有血,脑脊液呈血性,类似蛛网膜下腔出血。临床常表现为头痛、呕吐、项强、凯尔尼格征阳性、意识清楚或一过性意识障碍,但常无偏瘫体征,脑脊液血性,酷似蛛网膜下腔出血,预后良好,可以完全恢复正常;出血量大,全部脑室均被血液充满者,其临床表现符合既往所谓脑室出血的症状,即发病后突然头痛、呕吐、昏迷、瞳孔缩小或时大时小,眼球浮动或分离性斜视,四肢肌张力增高,病理反射阳性,早期出现去大脑强直,严重者双侧瞳孔散大,呼吸深,鼾声明显,体温明显升高,面部充血多汗,预后极差,多迅速死亡。

四、辅助检查

(一)头颅CT

发病后CT平扫可显示近圆形或卵圆形均匀高密度的血肿病灶,边界清楚,可确定血肿部位、大小、形态及是否破入脑室,血肿周围有无低密度水肿带及占位效应(脑室受压、脑组织移位)和梗阻性脑积水等。早期可发现边界清楚、均匀的高度密度灶,CT值为60～80 Hu,周围环绕低密度水肿带。血肿范围大时可见占位效应。根据CT影像估算出血量可采用简单易行的多田计算公式:出血量(mL)=0.5×最大面积长轴(cm)×最大面积短轴(mL)×层面数。出血后3～7天,血红蛋白破坏,纤维蛋白溶解,高密度区向心性缩小,边缘模糊,周围低密度区扩大。病后2～4周,形成等密度或低密度灶。病后2个月左右,血肿区形成囊腔,其密度与脑脊液近乎相等,两侧脑室扩大;增强扫描,可见血肿周围有环状高密度强化影,其大小、形状与原血肿相近。

(二)头颅 MRI/MRA

MRI 的表现主要取决于血肿所含血红蛋白量的变化。发病1天内,血肿呈 T_1 等信号或低信号,T_2 呈高信号或混合信号;第2天～1周内,T_1 为等信号或稍低信号,T_2 为低信号;第 2～4 周,T_1 和 T_2 均为高信号;4 周后,T_1 呈低信号,T_2 为高信号。此外,MRA 可帮助发现脑血管畸形、肿瘤及血管瘤等病变。

(三)数字减影血管造影(DSA)

对脑叶出血、原因不明或怀疑脑血管畸形、血管瘤、Moyamoya 病和血管炎等患者有意义,尤其血压正常的年轻患者应通过 DSA 查明病因。

(四)腰椎穿刺检查

在无条件做 CT 时,且患者病情不重,无明显颅内高压者可进行腰椎穿刺检查。脑出血者脑脊液压力常增高,若出血破入脑室或蛛网膜下腔者脑脊液多呈均匀血性。有脑疝及小脑出血者应禁做腰椎穿刺检查。

(五)经颅多普勒超声(TCD)

由于简单及无创性,可在床边进行检查,已成为监测脑出血患者脑血流动力学变化的重要方法。①通过检测脑动脉血流速度,间接监测脑出血的脑血管痉挛范围及程度,脑血管痉挛时其血流速度增高。②测定血流速度、血流量和血管外周阻力可反映颅内压增高时脑血流灌注情况,如颅内压超过动脉压时收缩期及舒张期血流信号消失,无血流灌注。③提供脑动静脉畸形、动脉瘤等病因诊断的线索。

(六)脑电图(EEG)

可反映脑出血患者脑功能状态。意识障碍可见两侧弥漫性慢活动,病灶侧明显;无意识障碍时,基底节和脑叶出血出现局灶性慢波,脑叶出血靠近皮质时可有局灶性棘波或尖波发放;小脑出血无意识障碍时脑电图多正常,部分患者同侧枕颞部出现慢活动;中脑出血多见两侧阵发性同步高波幅慢活动;脑桥出血患者昏迷时可见 8～12 Hz α 波、低波幅 β 波、纺锤波或弥漫性慢波等。

(七)心电图

可及时发现脑出血合并心律失常或心肌缺血,甚至心肌梗死。

(八)血液检查

重症脑出血急性期白细胞数可增至 $(10～20)×10^9/L$,并可出现血糖含量升高、蛋白尿、尿糖、血尿素氮含量增加,以及血清肌酶含量升高等。但均为一过性,可随病情缓解而消退。

五、诊断与鉴别诊断

(一)诊断要点

1.一般性诊断要点

(1)急性起病,常有头痛、呕吐、意识障碍、血压增高和局灶性神经功能缺损症状,部分病例有眩晕或抽搐发作。饮酒、情绪激动、过度劳累等是常见的发病诱因。

(2)常见的局灶性神经功能缺损症状和体征包括偏瘫、偏身感觉障碍、偏盲等,多于数分钟至数小时内达到高峰。

(3)头颅 CT 扫描可见病灶中心呈高密度改变,病灶周边常有低密度水肿带。头颅 MRI/MRA 有助于脑出血的病因学诊断和观察血肿的演变过程。

2.各部位脑出血的临床诊断要点

(1)壳核出血:①对侧肢体偏瘫,优势半球出血常出现失语。②对侧肢体感觉障碍,主要是痛觉、温度觉减退。③对侧偏盲。④凝视麻痹,呈双眼持续性向出血侧凝视。⑤尚可出现失用、体象障碍、记忆力和计算力障碍、意识障碍等。

(2)丘脑出血:①丘脑型感觉障碍,对侧半身深浅感觉减退、感觉过敏或自发性疼痛。②运动障碍,出血侵及内囊可出现对侧肢体瘫痪,多为下肢重于上肢。③丘脑性失语,言语缓慢而不清、重复言语、发音困难、复述差,朗读正常。④丘脑性痴呆,记忆力减退、计算力下降、情感障碍、人格改变。⑤眼球运动障碍,眼球向上注视麻痹,常向内下方凝视。

(3)脑干出血:①中脑出血,突然出现复视,眼睑下垂;一侧或两侧瞳孔扩大,眼球不同轴,水平或垂直眼震,同侧肢体共济失调,也可表现 Weber 综合征或 Benedikt 综合征;严重者很快出现意识障碍,去大脑强直。②脑桥出血,突然头痛,呕吐,眩晕,复视,眼球不同轴,交叉性瘫痪或偏瘫、四肢瘫等。出血量较大时,患者很快进入意识障碍,针尖样瞳孔,去大脑强直,呼吸障碍,并可伴有高热、大汗、应激性溃疡等,多迅速死亡;出血量较少时可表现为一些典型的综合征,如 Foville 综合征、Millard-Gubler 综合征和闭锁综合征等。③延髓出血,突然意识障碍,血压下降,呼吸节律不规则,心律失常,继而死亡。轻者可表现为不典型的 Wallenberg 综合征。

(4)小脑出血:①突发眩晕、呕吐、后头部疼痛,无偏瘫。②有眼震,站立和步态不稳,肢体共济失调、肌张力降低及颈项强直。③头颅 CT 扫描示小脑半球或小脑蚓高密度影及第四脑室、脑干受压。

（5）脑叶出血：①额叶出血，前额痛、呕吐、痫性发作较多见；对侧偏瘫、共同偏视、精神障碍；优势半球出血时可出现运动性失语。②顶叶出血，偏瘫较轻，而偏侧感觉障碍显著；对侧下象限盲，优势半球出血时可出现混合性失语。③颞叶出血，表现为对侧中枢性面、舌瘫及上肢为主的瘫痪；对侧上象限盲；优势半球出血时可有感觉性或混合性失语；可有颞叶癫痫、幻嗅、幻视。④枕叶出血，对侧同向性偏盲，并有黄斑回避现象，可有一过性黑矇和视物变形；多无肢体瘫痪。

（6）脑室出血：①突然头痛、呕吐，迅速进入昏迷或昏迷逐渐加深。②双侧瞳孔缩小，四肢肌张力增高，病理反射阳性，早期出现去大脑强直，脑膜刺激征阳性。③常出现丘脑下部受损的症状及体征，如上消化道出血、中枢性高热、大汗、应激性溃疡、急性肺水肿、血糖增高、尿崩症等。④脑脊液压力增高，呈血性。⑤轻者仅表现头痛、呕吐、脑膜刺激征阳性，无局限性神经体征。临床上易误诊为蛛网膜下腔出血，需通过头颅 CT 检查来确定诊断。

（二）鉴别诊断

1.脑梗死

发病较缓，或病情呈进行性加重；头痛、呕吐等颅内压增高症状不明显；典型病例一般不难鉴别；但脑出血与大面积脑梗死、少量脑出血与脑梗死临床症状相似，鉴别较困难，常需头颅 CT 鉴别。

2.脑栓塞

起病急骤，一般缺血范围较广，症状常较重，常伴有风湿性心脏病、心房颤动、细菌性心内膜炎、心肌梗死或其他容易产生栓子来源的疾病。

3.蛛网膜下腔出血

好发于年轻人，突发剧烈头痛，或呈爆裂样头痛，以颈枕部明显，有的可痛牵颈背、双下肢。呕吐较频繁，少数严重患者呈喷射状呕吐。约 50% 的患者可出现短暂、不同程度的意识障碍，尤以老年患者多见。常见一侧动眼神经麻痹，其次为视神经、三叉神经和展神经麻痹，脑膜刺激征常见，无偏瘫等脑实质损害的体征，头颅 CT 可帮助鉴别。

4.外伤性脑出血

外伤性脑出血是闭合性头部外伤所致，发生于受冲击颅骨下或对冲部位，常见于额极和颞极，外伤史可提供诊断线索，CT 可显示血肿外形不整。

5.内科疾病导致的昏迷

（1）糖尿病昏迷：①糖尿病酮症酸中毒，多数患者在发生意识障碍前数天有多尿、烦渴多饮和乏力,随后出现食欲缺乏、恶心、呕吐,常伴头痛、嗜睡、烦躁、呼吸深快,呼气中有烂苹果味(丙酮)。随着病情进一步发展,出现严重失水,尿量减少,皮肤弹性差,眼球下陷,脉细速,血压下降,至晚期时各种反射迟钝甚至消失,嗜睡甚至昏迷。尿糖、尿酮体呈强阳性,血糖和血酮体均有升高。头部 CT 结果阴性。②高渗性非酮症糖尿病昏迷,起病时常先有多尿、多饮,但多食不明显,或反而食欲缺乏,以致常被忽视。失水随病程进展逐渐加重,出现神经精神症状,表现为嗜睡、幻觉、定向障碍、偏盲、上肢拍击样粗震颤、痫性发作(多为局限性发作)等,最后陷入昏迷。尿糖强阳性,但无酮症或较轻,血尿素氮及肌酐升高。突出的表现为血糖常高至 33.3 mmol/L 以上,一般为 33.3~66.6 mmol/L;血钠升高可达 155 mmol/L;血浆渗透压显著增高达 330~460 mmol/L,一般在 350 mmol/L 以上。头部 CT 结果阴性。

(2)肝性昏迷:有严重肝病和(或)广泛门体侧支循环,精神紊乱、昏睡或昏迷,明显肝功能损害或血氨升高,扑翼(击)样震颤和典型的脑电图改变(高波幅的 δ 波,每秒少于 4 次)等,有助于诊断与鉴别诊断。

(3)尿毒症昏迷:少尿(<400 mL/d)或无尿(<50 mL/d),血尿,蛋白尿,管型尿,氮质血症,水电解质紊乱和酸碱失衡等。

(4)急性酒精中毒:①兴奋期,血乙醇浓度达到 11 mmol/L 即感头痛、欣快、兴奋。血乙醇浓度超过 16 mmol/L,健谈、饶舌、情绪不稳定、自负、易激怒,可有粗鲁行为或攻击行动,也可能沉默、孤僻;浓度达到 22 mmol/L 时,驾车易发生车祸。②共济失调期,血乙醇浓度达到 33 mmol/L 时,肌肉运动不协调,行动笨拙,言语含糊不清,眼球震颤,视力模糊,复视,步态不稳,出现明显共济失调。浓度达到 43 mmol/L 时,出现恶心、呕吐、困倦。③昏迷期,血乙醇浓度升至 54 mmol/L时,患者进入昏迷期,表现昏睡、瞳孔散大、体温降低。血乙醇浓度超过 87 mmol/L 时,患者陷入深昏迷,心率快、血压下降,呼吸慢而有鼾音,可出现呼吸、循环麻痹而危及生命。实验室检查可见血清乙醇浓度升高,呼出气中乙醇浓度与血清乙醇浓度相当;动脉血气分析可见轻度代谢性酸中毒;电解质失衡,可见低血钾、低血镁和低血钙;血糖可降低。

(5)低血糖昏迷:低血糖昏迷是指各种原因引起的重症的低血糖症。患者突然昏迷、抽搐,表现为局灶神经系统症状的低血糖易被误诊为脑出血。化验血糖低于 2.8 mmol/L,推注葡萄糖后症状迅速缓解,发病后 72 小时复查头部 CT 结果阴性。

(6)药物中毒:①镇静催眠药中毒,有服用大量镇静催眠药史,出现意识障碍和呼吸抑制及血压下降。胃液、血液、尿液中检出镇静催眠药。②阿片类药物中毒,有服用大量吗啡或哌替啶的阿片类药物史,或有吸毒史,除了出现昏迷、针尖样瞳孔(哌替啶的急性中毒瞳孔反而扩大)、呼吸抑制"三联征"等特点外,还可出现发绀、面色苍白、肌肉无力、惊厥、牙关禁闭、角弓反张,呼吸先浅而慢,后叹息样或潮式呼吸、肺水肿、休克、瞳孔对光反射消失,死于呼吸衰竭。血、尿阿片类毒物成分,定性试验呈阳性。使用纳洛酮可迅速逆转阿片类药物所致的昏迷、呼吸抑制、缩瞳等毒性作用。

(7)CO 中毒:①轻度中毒,血液碳氧血红蛋白(COHb)可高于 $10\% \sim 20\%$。患者有剧烈头痛、头晕、心悸、口唇黏膜呈樱桃红色、四肢无力、恶心、呕吐、嗜睡、意识模糊、视物不清、感觉迟钝、谵妄、幻觉、抽搐等。②中度中毒,血液 COHb 浓度可高达 $30\% \sim 40\%$。患者出现呼吸困难、意识丧失、昏迷,对疼痛刺激可有反应,瞳孔对光反射和角膜反射可迟钝,腱反射减弱,呼吸、血压和脉搏可有改变。经治疗可恢复且无明显并发症。③重度中毒,血液 COHb 浓度可高于 50% 以上。深昏迷,各种反射消失。患者可呈去大脑皮质状态(患者可以睁眼,但无意识,不语,不动,不主动进食或大小便,呼之不应,推之不动,肌张力增强),常有脑水肿、惊厥、呼吸衰竭、肺水肿、上消化道出血、休克和严重的心肌损害,出现心律失常,偶可发生心肌梗死。有时并发脑局灶损害,出现锥体系或锥体外系损害体征。监测血中 COHb 浓度可明确诊断。

应详细询问病史,内科疾病导致昏迷者有相应的内科疾病病史,仔细查体,局灶体征不明显;脑出血者则同向偏视,一侧瞳孔散大,一侧面部船帆现象、一侧上肢出现扬鞭现象、一侧下肢呈外旋位,血压升高。CT 检查可助鉴别。

六、治疗

急性期的主要治疗原则:保持安静,防止继续出血;积极抗脑水肿,降低颅内压;调整血压;改善循环;促进神经功能恢复;加强护理,防治并发症。

(一)一般治疗

1.保持安静

(1)卧床休息 3~4 周,脑出血发病后 24 小时内,特别是 6 小时内可有活动性出血或血肿继续扩大,应尽量减少搬运,就近治疗。重症需严密观察体温、脉搏、呼吸、血压、瞳孔和意识状态等生命体征变化。

(2)保持呼吸道通畅,头部抬高 $15° \sim 30°$ 角,切忌无枕仰卧;疑有脑疝时应床脚抬高 $45°$ 角,意识障碍患者应将头歪向一侧,以利于口腔、气道分泌物及呕吐物流出;痰稠不易吸出,则要行气管切开,必要时吸氧,以使动脉血氧饱和度维持在90％以上。

(3)意识障碍或消化道出血者宜禁食24～48小时,发病后3天,仍不能进食者,应鼻饲以确保营养。过度烦躁不安的患者可适用镇静药。

(4)注意口腔护理,保持大便通畅,留置尿管的患者应做膀胱冲洗以预防尿路感染。加强护理,经常翻身,预防压疮,保持肢体功能位置。

(5)注意水、电解质平衡,加强营养。注意补钾,液体量应控制在2 000 mL/d左右,或以尿量加500 mL来估算,不能进食者鼻饲各种营养品。对于频繁呕吐、胃肠道功能减弱或有严重的应激性溃疡者,应考虑给予肠外营养。如有高热、多汗、呕吐或腹泻者,可适当增加入液量,或10％脂肪乳500 mL静脉滴注,每天1次。如需长期采用鼻饲,应考虑胃造瘘术。

(6)脑出血急性期血糖含量增高可以是原有糖尿病的表现或是应激反应。高血糖和低血糖都能加重脑损伤。当患者血糖含量增高超过11.1 mmol/L时,应立即给予胰岛素治疗,将血糖控制在8.3 mmol/L以下。同时应监测血糖,若发生低血糖,可用葡萄糖口服或注射纠正低血糖。

2.亚低温治疗

能够减轻脑水肿,减少自由基的产生,促进神经功能缺损恢复,改善患者预后。降温方法:立即行气管切开,静脉滴注冬眠肌松合剂(0.9％氯化钠注射液500 mL＋氯丙嗪100 mg＋异丙嗪100 mg),同时冰毯机降温。行床旁监护仪连续监测体温(T)、心率(HR)、血压(BP)、呼吸(R)、脉搏(P)、血氧饱和度(SPO$_2$)、颅内压(ICP)。直肠温度(RT)维持在34～36 ℃,持续3～5天。冬眠肌松合剂用量和速度根据患者T、HR、BP、肌张力等调节。保留自主呼吸,必要时应用同步呼吸机辅助呼吸,维持SPO$_2$在95％以上,10～12小时将RT降至34～36 ℃。当ICP降至正常后72小时,停止亚低温治疗。采用每天恢复1～2 ℃,复温速度不超过0.1 ℃/h。在24～48小时内,将患者RT复温至36.5～37 ℃。局部亚低温治疗实施越早,效果越好,建议在脑出血发病6小时内使用,治疗时间最好持续48～72小时。

(二)调控血压和防止再出血

脑出血患者一般血压都高,甚至比平时更高,这是因为颅内压增高时机体保证脑组织供血的代偿性反应,当颅内压下降时血压亦随之下降,因此一般不应使用降血压药物,尤其是注射利血平等强有力降压剂。目前理想的血压控制水平还未确定,主张采取个体化原则,应根据患者年龄、病前有无高血压、病后血压情况等确定适宜血压水平。但血压过高时,容易增加再出血的危险性,则应及时控制高血压。一般来说,收缩压≥26.7 kPa(200 mmHg),舒张压≥15.3 kPa(115 mmHg)时,应降血压治疗,使血压控制于治疗前原有血压水平或略高水平。收缩压≤24.0 kPa(180 mmHg)或舒张压≤15.3 kPa(115 mmHg)时,或平均动脉压≤17.3 kPa(130 mmHg)时可暂不使用降压药,但需密切观察。收缩压在 24.0~30.7 kPa(180~230 mmHg)或舒张压在 14.0~18.7 kPa(105~140 mmHg)宜口服卡托普利、美托洛尔等降压药,收缩压 24.0 kPa(180 mmHg)以内或舒张压 14.0 kPa(105 mmHg)以内,可观察而不用降压药。急性期过后(约2周),血压仍持续过高时可系统使用降压药,急性期血压急骤下降表明病情严重,应给予升压药物以保证足够的脑供血量。

止血剂及凝血剂对脑出血并无效果,但如合并消化道出血或有凝血障碍时仍可使用。消化道出血时,还可经胃管鼻饲或口服云南白药、三七粉、氢氧化铝凝胶和(或)冰牛奶、冰盐水等。

(三)控制脑水肿

脑出血后 48 小时水肿达到高峰,维持 3~5 天或更长时间后逐渐消退。脑水肿可使 ICP 增高和导致脑疝,是影响功能恢复的主要因素和导致早期死亡的主要死因。积极控制脑水肿、降低 ICP 是脑出血急性期治疗的重要环节,必要时可行 ICP 监测。治疗目标是使 ICP 降至 2.7 kPa(20 mmHg)以下,脑灌注压大于 9.3 kPa(70 mmHg),应首先控制可加重脑水肿的因素,保持呼吸道通畅,适当给氧,维持有效脑灌注,限制液体和盐的入量等。应用皮质类固醇减轻脑出血后脑水肿和降低 ICP,其有效证据不充分;脱水药只有短暂作用,常用 20% 甘露醇、利尿药如呋塞米等。

1.20% 甘露醇

为渗透性脱水药,可在短时间内使血浆渗透压明显升高,形成血与脑组织间渗透压差,使脑组织间液水分向血管内转移,经肾脏排出,每 8 g 甘露醇可由尿带出水分 100 mL,用药后 20~30 分钟开始起效,2~3 小时作用达峰。常用剂量 125~250 mL,1 次/6~8 小时,疗程 7~10 天。如患者出现脑疝征象可快速加压经静脉或颈动脉推注,可暂时缓解症状,为术前准备赢得时间。冠心病、心肌梗死、心力衰竭和肾功能不全者慎用,注意用药不当可诱发肾衰竭和水盐及电解质失衡。因此,在应用甘露醇脱水时,一定要严密观察患者尿量、血钾和心肾功能,一旦出现尿少、血尿、无尿时应立即停用。

2.利尿剂

呋塞米注射液较常用,脱水作用不如甘露醇,但可抑制脑脊液产生,用于心肾功能不全不能用甘露醇的患者,常与甘露醇合用,减少甘露醇用量。每次20～40 mg,每天2～4次,静脉注射。

3.甘油果糖氯化钠注射液

该药为高渗制剂,通过高渗透性脱水,能使脑水分含量减少,降低颅内压。本品降低颅内压作用起效较缓,持续时间较长,可与甘露醇交替使用。推荐剂量为每次 250～500 mL,每天 1～2 次,静脉滴注,连用 7 天左右。

4.10%人血清蛋白

通过提高血浆胶体渗透压发挥对脑组织脱水降颅压作用,改善病灶局部脑组织水肿,作用持久。适用于低蛋白血症的脑水肿伴高颅压的患者。推荐剂量每次 10～20 g,每天 1～2 次,静脉滴注。该药可增加心脏负担,心功能不全者慎用。

5.地塞米松

可防止脑组织内星形胶质细胞肿胀,降低毛细血管通透性,维持血-脑屏障功能。抗脑水肿作用起效慢,用药后 12～36 小时起效。剂量每天 10～20 mg,静脉滴注。由于易并发感染或使感染扩散,可促进或加重应激性上消化道出血,影响血压和血糖控制等,临床不主张常规使用,病情危重、不伴上消化道出血者可早期短时间应用。

若药物脱水、降颅压效果不明显,出现颅高压危象时可考虑转外科手术开颅减压。

(四)控制感染

发病早期或病情较轻时通常不需使用抗生素,老年患者合并意识障碍易并发肺部感染,合并吞咽困难易发生吸入性肺炎,尿潴留或导尿易合并尿路感染,可根据痰液或尿液培养、药物敏感试验等选用抗生素治疗。

(五)维持水电解质平衡

患者液体的输入量最好根据其中心静脉压(CVP)和肺毛细血管楔压(PCWP)来调整,CVP 保持在0.7～1.2 kPa(5～12 mmHg)或者 PCWP 维持在1.3～1.9 kPa(10～14 mmHg)。无此条件时每天液体输入量可按前 1 天尿量＋500 mL 估算。每天补钠 50～70 mmol/L,补钾 40～50 mmol/L,糖类 13.5～18 g。使用液体种类应以 0.9%氯化钠注射液或复方氯化钠注射液为主,避免用高渗糖水,若用糖时可按每 4 g 糖加 1 U 胰岛素后再使用。由于患者使用大量脱水药、进食少、合并感染等原因,极易出现电解质紊乱和酸碱失衡,应加强监护和及时纠正,意识障碍患者可通过鼻饲管补充足够热量的营养和液体。

(六)对症治疗

1.中枢性高热

宜先行物理降温,如头部、腋下及腹股沟区放置冰袋,戴冰帽或睡冰毯等。效果不佳者可用多巴胺受体激动剂如溴隐亭 3.75 mg/d,逐渐加量至 7.5～15.0 mg/d,分次服用。

2.痫性发作

可静脉缓慢推注(注意患者呼吸)地西泮 10～20 mg,控制发作后可予卡马西平片,每次 100 mg,每天 2 次。

3.应激性溃疡

丘脑、脑干出血患者常合并应激性溃疡和引起消化道出血,机制不明,可能是出血影响边缘系统、丘脑、丘脑下部及下行自主神经纤维,使肾上腺皮质激素和胃酸分泌大量增加,黏液分泌减少及屏障功能削弱。常在病后第 2～14 天突然发生,可反复出现,表现呕血及黑便,出血量大时常见烦躁不安、口渴、皮肤苍白、湿冷、脉搏细速、血压下降、尿量减少等外周循环衰竭表现。可采取抑制胃酸分泌和加强胃黏膜保护治疗,用 H_2 受体阻滞剂如:①雷尼替丁,每次 150 mg,每天 2 次,口服。②西咪替丁,0.4～0.8 g/d,加入0.9%氯化钠注射液,静脉滴注。③注射用奥美拉唑钠,每次 40 mg,每 12 小时静脉注射 1 次,连用 3 天。还可用硫糖铝,每次 1 g,每天 4 次,口服;或氢氧化铝凝胶,每次 40～60 mL,每天 4 次,口服。若发生上消化道出血可用去甲肾上腺素 4～8 mg 加冰盐水 80～100 mL,每天4～6 次,口服;云南白药,每次 0.5 g,每天 4 次,口服。保守治疗无效时可在胃镜下止血,须注意呕血引起窒息,并补液或输血维持血容量。

4.心律失常

心房颤动常见,多见于病后前 3 天。心电图复极改变常导致易损期延长,易损期出现的期前收缩可导致室性心动过速或心室颤动。这可能是脑出血患者易发生猝死的主要原因。心律失常影响心排血量,降低脑灌注压,可加重原发脑病变,影响预后。应注意改善冠心病患者的心肌供血,给予常规抗心律失常治疗,及时纠正电解质紊乱,可试用 β 受体阻滞剂和钙离子通道阻滞剂治疗,维护心脏功能。

5.大便秘结

脑出血患者,由于卧床等原因,常会出现便秘。用力排便时腹压增高,从而使颅内压升高,可加重脑出血症状。便秘时腹胀不适,使患者烦躁不安,血压升高,亦可使病情加重,故脑出血患者便秘的护理十分重要。便秘可用甘油灌肠剂(支),患者侧卧位插入肛门内 6~10 cm,将药液缓慢注入直肠内 60 mL,5~10 分钟即可排便;缓泻剂如酚酞 2 片,每晚口服,亦可用中药番泻叶 3~9 g 泡服。

6.稀释性低钠血症

又称血管升压素分泌异常综合征,10%的脑出血患者可发生。因血管升压素分泌减少,尿排钠增多,血钠降低,可加重脑水肿,每天应限制水摄入量在 800~1 000 mL,补钠 9~12 g;宜缓慢纠正,以免导致脑桥中央髓鞘溶解症。另有脑耗盐综合征,是心钠素分泌过高导致低钠血症,应输液补钠治疗。

7.下肢深静脉血栓形成

急性脑卒中患者易并发下肢和瘫痪肢体深静脉血栓形成,患肢进行性水肿和发硬,肢体静脉血流图检查可确诊。勤翻身、被动活动或抬高瘫痪肢体可预防;治疗可用肝素 5 000 U,静脉滴注,每天 1 次;或低分子量肝素,每次4 000 U,皮下注射,每天 2 次。

(七)外科治疗

可挽救重症患者的生命及促进神经功能恢复,手术宜在发病后 6~24 小时内进行,预后直接与术前意识水平有关,昏迷患者通常手术效果不佳。

1.手术指征

(1)脑叶出血:患者清醒、无神经障碍和小血肿(<20 mL)者,不必手术,可密切观察和随访。患者意识障碍、大血肿和在 CT 片上有占位征,应手术。

(2)基底节和丘脑出血:大血肿、神经障碍者应手术。

(3)脑桥出血:原则上内科治疗。但对非高血压性脑桥出血如海绵状血管瘤,可手术治疗。

(4)小脑出血:血肿直径≥2 cm 者应手术,特别是合并脑积水、意识障碍、神经功能缺失和占位征者。

2.手术禁忌证

(1)深昏迷患者(GCS 3~5 级)或去大脑强直。

(2)生命体征不稳定,如血压过高、高热、呼吸不规则,或有严重系统器质病变者。

(3)脑干出血。

(4)基底节或丘脑出血影响到脑干。

(5)病情发展急骤,发病数小时即深昏迷者。

3.常用手术方法

(1)小脑减压术:是高血压性小脑出血最重要的外科治疗,可挽救生命和逆转神经功能缺损,病程早期患者处于清醒状态时手术效果好。

(2)开颅血肿清除术:占位效应引起中线结构移位和初期脑疝时外科治疗可能有效。

(3)钻孔扩大骨窗血肿清除术。

(4)钻孔微创颅内血肿清除术。

(5)脑室出血脑室引流术。

(八)早期康复治疗

原则上应尽早开始。在神经系统症状不再进展,没有严重精神、行为异常,生命体征稳定,没有严重的并发症时即可开始康复治疗的介入,但需注意康复方法的选择。早期康复治疗对恢复患者的神经功能,提高生活质量是十分有利的。早期对瘫痪肢体进行按摩及被动运动,开始有主动运动时即应根据康复要求按阶段进行训练,以促进神经功能恢复,避免出现关节挛缩、肌肉萎缩和骨质疏松;对失语患者需加强言语康复训练。

(九)加强护理,防治并发症

常见的并发症有肺部感染、上消化道出血、吞咽困难和水电解质紊乱、下肢静脉血栓形成、肺栓塞、肺水肿、冠状动脉性疾病和心肌梗死、心脏损伤、痫性发作等。脑出血预后与急性期护理有直接关系,合理的护理措施十分重要。

1.体位

头部抬高15°～30°角,既能保持脑血流量,又能保持呼吸道通畅。切忌无枕仰卧。凡意识障碍患者宜采用侧卧位,头稍前屈,以利口腔分泌物流出。

2.饮食与营养

营养不良是脑出血患者常见的易被忽视的并发症,应充分重视。重症意识障碍患者急性期应禁食1～2天,静脉补给足够能量与维生素,发病48小时后若无活动性消化道出血,可鼻饲流质饮食,应考虑营养合理搭配与平衡。患者意识转清、咳嗽反射良好、能吞咽时可停止鼻饲,应注意喂食时宜取45°角半卧位,食物宜做成糊状,流质饮料均应选用茶匙喂食,喂食出现呛咳可拍背。

3.呼吸道护理

脑出血患者应保持呼吸道通畅和足够通气量,意识障碍或脑干功能障碍患者应行气管插管,指征是 $PaO_2 < 8.0$ kPa(60 mmHg)、$PaCO_2 > 6.7$ kPa(50 mmHg)或有误吸危险者。鼓励勤翻身、拍背,鼓励患者尽量咳嗽,咳嗽无力痰多时可超声雾化治疗,呼吸困难、呼吸道痰液多、经鼻抽吸困难者可考虑气管切开。

4.压疮防治与护理

昏迷或完全性瘫痪患者易发生压疮,预防措施包括定时翻身,保持皮肤干燥清洁,在骶部、足跟及骨隆起处加垫气圈,经常按摩皮肤及活动瘫痪肢体促进血液循环,皮肤发红可用70%乙醇溶液或温水轻柔,涂以3.5%安息香酊。

七、预后与预防

(一)预后

脑出血的预后与出血量、部位、病因及全身状况等有关。脑干、丘脑及大量脑室出血预后差。脑水肿、颅内压增高及脑疝、并发症及脑-内脏(脑-心、脑-肺、脑-肾、脑-胃肠)综合征是致死的主要原因。早期多死于脑疝,晚期多死于中枢性衰竭、肺炎和再出血等继发性并发症。影响本病的预后因素有:①年龄较大;②昏迷时间长和程度深;③颅内压高和脑水肿重;④反复多次出血和出血量大;⑤小脑、脑干出血;⑥神经体征严重;⑦出血灶多和生命体征不稳定;⑧伴癫痫发作、去大脑皮质强直或去大脑强直;⑨伴有脑-内脏联合损害;⑩合并代谢性酸中毒、代谢障碍或电解质紊乱者,预后差。及时给予正确的中西医结合治疗和内外科治疗,可大大改善预后,减少病死率和致残率。

(二)预防

总的原则是定期体检,早发现、早预防、早治疗。脑出血是多危险因素所致的疾病。研究证明,高血压是最重要的独立危险因素,心脏病、糖尿病是肯定的危险因素。多种危险因素之间存在错综复杂的相关性,它们互相渗透、互相作用、互为因果,从而增加了脑出血的危险性,也给预防和治疗带来困难。目前,我国仍存在对高血压知晓率低、用药治疗率低和控制率低等"三低"现象,恰与我国脑卒中患病率高、致残率高和病死率高等"三高"现象形成鲜明对比。因此,加强高血压的防治宣传教育是非常必要的。在高血压治疗中,轻型高血压可选用尼群地平和吲达帕胺,对其他类型的高血压则应根据病情选用钙离子通道阻滞剂、β-受体阻滞剂、血管紧张素转化酶抑制剂(ACEI)、利尿剂等联合治疗。

有些危险因素是先天决定的,而且是难以改变甚至不能改变的(如年龄、性别);有些危险因素是环境造成的,很容易预防(如感染);有些是人们生活行为的方式,是完全可以控制的(如抽烟、酗酒);还有些疾病常常是可治疗的(如高血压)。虽然大部分高血压患者都接受过降压治疗,但规范性、持续性差,这样非但没有起到降低血压、预防脑出血的作用,反而使血压忽高忽低,易于引发脑出血。所以控制血压除进一步普及治疗外,重点应放在正确的治疗方法上。预防工作不可简单、单一化,要采取突出重点、顾及全面的综合性预防措施,才能有效地降低脑出血的发病率、病死率和复发率。

除针对危险因素进行预防外,日常生活中须注意经常锻炼、戒烟酒,合理饮食,调理情绪。饮食上提倡"五高三低",即高蛋白质、高钾、高钙、高纤维素、高维生素及低盐、低糖、低脂。锻炼要因人而异,方法灵活多样,强度不宜过大,避免激烈运动。

第二节　蛛网膜下腔出血

蛛网膜下腔出血(subarachnoid hemorrhage,SAH)是指脑表面或脑底部的血管自发破裂,血液流入蛛网膜下腔,伴或不伴颅内其他部位出血的一种急性脑血管疾病。本病可分为原发性、继发性和外伤性。原发性 SAH 是指脑表面或脑底部的血管破裂出血,血液直接或基本直接流入蛛网膜下腔所致,称特发性蛛网膜下腔出血或自发性蛛网膜下腔出血(idiopathic subarachnoid hemorrhage, ISAH),约占急性脑血管疾病的 15% 左右,是神经科常见急症之一;继发性 SAH 则为脑实质内、脑室、硬脑膜外或硬脑膜下的血管破裂出血,血液穿破脑组织进入脑室或蛛网膜下腔者;外伤引起的概称外伤性 SAH,常伴发于脑挫裂伤。SAH 临床表现为急骤起病的剧烈头痛、呕吐、精神或意识障碍、脑膜刺激征和血性脑脊液。SAH 的年发病率世界各国各不相同,中国约为 5/10 万,美国为(6~16)/10 万,德国约为 10/10 万,芬兰约为 25/10 万,日本约为 25/10 万。

一、病因与发病机制

(一)病因

SAH 的病因很多,以动脉瘤为最常见,包括先天性动脉瘤、高血压动脉硬化性动脉瘤、夹层动脉瘤和感染性动脉瘤等,其他如脑血管畸形、脑底异常血管网、结缔组织病、脑血管炎等。75％～85％的非外伤性SAH患者为颅内动脉瘤破裂出血,其中,先天性动脉瘤发病多见于中青年;高血压动脉硬化性动脉瘤为梭形动脉瘤,约占13％,多见于老年人。脑血管畸形占第2位,以动静脉畸形最常见,约占15％,常见于青壮年。其他如烟雾病、感染性动脉瘤、颅内肿瘤、结缔组织病、垂体卒中、脑血管炎、血液病及凝血障碍性疾病、妊娠并发症等均可引起SAH。近年发现约15％的ISAH患者病因不清,即使DSA检查也未能发现SAH的病因。

1.动脉瘤

近年来,对先天性动脉瘤与分子遗传学的多个研究支持Ⅰ型胶原蛋白 α_2 链基因(COLIA$_2$)和弹力蛋白基因(FLN)是先天性动脉瘤最大的候补基因。颅内动脉瘤好发于Willis环及其主要分支的血管分叉处,其中位于前循环颈内动脉系统者约占85％,位于后循环基底动脉系统者约占15％。对此类动脉瘤的研究证实,血管壁的最大压力来自沿血流方向上的血管分叉处的尖部。随着年龄增长,在血压增高、动脉瘤增大,更由于血流涡流冲击和各种危险因素的综合因素作用下,出血的可能性也随之增大。颅内动脉瘤体积的大小与有无SAH相关,直径<3 mm的动脉瘤,SAH的风险小;直径>7 mm的动脉瘤,SAH的风险高。对于未破裂的动脉瘤,每年发生动脉瘤破裂出血的危险性介于1％～2％之间。曾经破裂过的动脉瘤有更高的再出血率。

2.脑血管畸形

以动静脉畸形最常见,且90％以上位于小脑幕上。脑血管畸形是胚胎发育异常形成的畸形血管团,血管壁薄,在有危险因素的条件下易诱发出血。

3.高血压动脉硬化性动脉瘤

长期高血压动脉粥样硬化导致脑血管弯曲多,侧支循环多,管径粗细不均,且脑内动脉缺乏外弹力层,在血压增高、血流涡流冲击等因素影响下,管壁薄弱的部分逐渐向外膨胀形成囊状动脉瘤,极易破裂出血。

4.其他病因

动脉炎或颅内炎症可引起血管破裂出血,肿瘤可直接侵袭血管导致出血。脑底异常血管网形成后可并发动脉瘤,一旦破裂出血可导致反复发生的脑实质内出血或SAH。

(二)发病机制

SAH后,血液流入蛛网膜下腔淤积在血管破裂相应的脑沟和脑池中,并可下流至脊髓蛛网膜下腔,甚至逆流至第四脑室和侧脑室,引起一系列变化,主要包括:①颅内容积增加。血液流入蛛网膜下腔使颅内容积增加,引起颅内压增高,血液流入量大者可诱发脑疝。②化学性脑膜炎。血液流入蛛网膜下腔后直接刺激血管,使白细胞崩解释放各种炎症介质。③血管活性物质释放。血液流入蛛网膜下腔后,血细胞破坏产生各种血管活性物质(氧合血红蛋白、5-羟色胺、血栓烷 A_2、肾上腺素、去甲肾上腺素)刺激血管和脑膜,使脑血管发生痉挛和蛛网膜颗粒粘连。④脑积水。血液流入蛛网膜下腔在颅底或逆流入脑室发生凝固,造成脑脊液回流受阻引起急性阻塞性脑积水和颅内压增高;部分红细胞随脑脊液流入蛛网膜颗粒并溶解,使其阻塞,引起脑脊液吸收减慢,最后产生交通性脑积水。⑤下丘脑功能紊乱。血液及其代谢产物直接刺激下丘脑引起神经内分泌紊乱,引起发热、血糖含量增高、应激性溃疡、肺水肿等。⑥脑-心综合征。急性高颅压或血液直接刺激下丘脑、脑干,导致自主神经功能亢进,引起急性心肌缺血、心律失常等。

二、病理

肉眼可见脑表面呈紫红色,覆盖有薄层血凝块;脑底部的脑池、脑桥小脑三角及小脑延髓池等处可见更明显的血块沉积,甚至可将颅底的血管、神经埋没。血液可穿破脑底面进入第三脑室和侧脑室。脑底大量积血或脑室内积血可影响脑脊液循环出现脑积水,约 5% 的患者,由于部分红细胞随脑脊液流入蛛网膜颗粒并使其堵塞,引起脑脊液吸收减慢而产生交通性脑积水。蛛网膜及软膜增厚、色素沉着,脑与神经、血管间发生粘连。脑脊液呈血性。血液在蛛网膜下腔的分布,以出血量和范围分为弥散型和局限型。前者出血量较多,穹隆面与基底面蛛网膜下腔均有血液沉积;后者血液则仅存于脑底池。40%～60% 的脑标本并发脑内出血。出血的次数越多,并发脑内出血的比例越大。并发脑内出血的发生率第 1 次约39.6%,第 2 次约 55%,第 3 次达 100%。出血部位随动脉瘤的部位而定。动脉瘤好发于 Willis 环的血管上,尤其是动脉分叉处,可单发或多发。

三、临床表现

SAH 发生于任何年龄,发病高峰多在 30～60 岁;50 岁后,ISAH 的危险性有随年龄的增加而升高的趋势。男女在不同的年龄段发病不同,10 岁前男性的发病率较高,男女比为 4：1;40～50 岁时,男女发病相等;70～80 岁时,男女发病率之比高达 1：10。临床主要表现为剧烈头痛、脑膜刺激征阳性、血性脑脊液。在严重病例中,患者可出现意识障碍,从嗜睡至昏迷不等。

(一)症状与体征

1.先兆及诱因

先兆通常是不典型头痛或颈部僵硬,部分患者有病侧眼眶痛、轻微头痛、动眼神经麻痹等表现,主要由少量出血造成;70%的患者存在上述症状数天或数周后出现严重出血,但绝大部分患者起病急骤,无明显先兆。常见诱因有过量饮酒、情绪激动、精神紧张、剧烈活动、用力状态等,这些诱因均能增加 ISAH 的风险性。

2.一般表现

出血量大者,当日体温即可升高,可能与下丘脑受影响有关;多数患者于2～3天后体温升高,多属于吸收热;SAH 后患者血压增高,约1～2周病情趋于稳定后逐渐恢复病前血压。

3.神经系统表现

绝大部分患者有突发持续性剧烈头痛。头痛位于前额、枕部或全头,可扩散至颈部、腰背部;常伴有恶心、呕吐。呕吐可反复出现,系由颅内压急骤升高和血液直接刺激呕吐中枢所致。如呕吐物为咖啡色样胃内容物则提示上消化道出血,预后不良。头痛部位各异,轻重不等,部分患者类似眼肌麻痹型偏头痛。有48%～81%的患者可出现不同程度的意识障碍,轻者嗜睡,重者昏迷,多逐渐加深。意识障碍的程度、持续时间及意识恢复的可能性均与出血量、出血部位及有无再出血有关。

部分患者以精神症状为首发或主要的临床症状,常表现为兴奋、躁动不安、定向障碍,甚至谵妄和错乱;少数可出现迟钝、淡漠、抗拒等。精神症状可由大脑前动脉或前交通动脉附近的动脉瘤破裂引起,大多在病后1～5天出现,但多数在数周内自行恢复。癫痫发作较少见,多发生在出血时或出血后的急性期,国外发生率为6%～26.1%,国内资料为10%～18.3%。在一项 SAH 的大宗病例报道中,大约有15%的动脉瘤性 SAH 表现为癫痫。癫痫可为局限性抽搐或全身强直-阵挛性发作,多见于脑血管畸形引起者,出血部位多在天幕上,多由于血液刺激大脑皮质所致,患者有反复发作倾向。部分患者由于血液流入脊髓蛛网膜下腔可出现神经根刺激症状,如腰背痛。

4.神经系统体征

(1)脑膜刺激征:为 SAH 的特征性体征,包括头痛、颈强直、凯尔尼格征和布鲁津斯基征阳性。常于起病后数小时至6天内出现,持续3～4周。颈强直发生率最高(6%～100%)。另外,应当注意临床上有少数患者可无脑膜刺激征,如老年患者,可能因蛛网膜下腔扩大等老年性改变和痛觉不敏感等因素,往往使脑膜刺激征不明显,但意识障碍仍可较明显,老年人的意识障碍可达90%。

(2)脑神经损害:以第Ⅱ、Ⅲ对脑神经最常见,其次为第Ⅴ、Ⅵ、Ⅶ、Ⅷ对脑神经,主要由于未破裂的动脉瘤压迫或破裂后的渗血、颅内压增高等直接或间接损害引起。少数患者有一过性肢体单瘫、偏瘫、失语,早期出现者多因出血破入脑实质和脑水肿所致;晚期多由于迟发性脑血管痉挛引起。

(3)眼症状:SAH患者中,17%有玻璃体膜下出血,7%~35%有视盘水肿。视网膜下出血及玻璃体下出血是诊断SAH有特征性的体征。

(4)局灶性神经功能缺失:如有局灶性神经功能缺失有助于判断病变部位,如突发头痛伴眼睑下垂者,应考虑载瘤动脉可能是后交通动脉或小脑上动脉。

(二)SAH并发症

1.再出血

在脑血管疾病中,最易发生再出血的疾病是SAH,国内文献报道再出血率为24%左右。再出血临床表现严重,病死率远远高于第1次出血,一般发生在第1次出血后10~14天,2周内再发生率占再发病例的54%~80%。近期再出血病死率为41%~46%,甚至更高。再发出血多因动脉瘤破裂所致,通常在病情稳定的情况下,突然头痛加剧、呕吐、癫痫发作,并迅速陷入深昏迷,瞳孔散大,对光反射消失,呼吸困难甚至停止。神经定位体征加重或脑膜刺激征明显加重。

2.脑血管痉挛

脑血管痉挛(CVS)是SAH发生后出现的迟发性大、小动脉的痉挛狭窄,以后者更多见。典型的血管痉挛发生在出血后3~5天,于5~10天达高峰,2~3周逐渐缓解。在大多数研究中,血管痉挛发生率在25%~30%。早期可逆性CVS多在SAH后30分钟内发生,表现为短暂的意识障碍和神经功能缺失。70%的CVS在SAH后1~2周内发生,尽管及时干预治疗,但仍有约50%有症状的CVS患者将会进一步发展为脑梗死。因此,CVS的治疗关键在预防。血管痉挛发作的临床表现通常是头痛加重或意识状态下降,除发热和脑膜刺激征外,也可表现局灶性的神经功能损害体征,但不常见。尽管导致血管痉挛的许多潜在危险因素已经确定,但CT扫描所见的SAH的数量和部位是最主要的危险因素。基底池内有厚层血块的患者比仅有少量出血的患者更容易发展为血管痉挛。虽然国内外均有大量的临床观察和实验数据,但是CVS的机制仍不确定。SAH本身或其降解产物中的一种或多种成分可能是导致CVS的原因。

CVS 的检查常选择经颅多普勒超声（TCD）和数字减影血管造影（DSA）检查。TCD 有助于血管痉挛的诊断。TCD 血液流速峰值＞200 cm/s 和（或）平均流速＞120 cm/s 时能很好地与血管造影显示的严重血管痉挛相符。值得提出的是，TCD 只能测定颅内血管系统中特定深度的血管段。测得数值的准确性在一定程度上依赖于超声检查者的经验。动脉插管血管造影诊断 CVS 较 TCD 更为敏感。CVS 患者行血管造影的价值不仅用于诊断，更重要的目的是血管内治疗。动脉插管血管造影为有创检查，价格较昂贵。

3.脑积水

大约 25% 的动脉瘤性 SAH 患者由于出血量大、速度快，血液大量涌入第三脑室、第四脑室并凝固，使第四脑室的外侧孔和正中孔受阻，可引起急性梗阻性脑积水，导致颅内压急剧升高，甚至出现脑疝而死亡。急性脑积水常发生于起病数小时至 2 周内，多数患者在 1～2 天内意识障碍呈进行性加重，神经症状迅速恶化，生命体征不稳定，瞳孔散大。颅脑 CT 检查可发现阻塞上方的脑室明显扩大等脑室系统有梗阻表现，此类患者应迅速进行脑室引流术。慢性脑积水是SAH 后 3 周至 1 年内发生的脑积水，原因可能为 SAH 刺激脑膜，引起无菌性炎症反应形成粘连，阻塞蛛网膜下腔及蛛网膜绒毛而影响脑脊液的吸收与回流，以脑脊液吸收障碍为主，病理切片可见蛛网膜增厚纤维变性，室管膜破坏及脑室周围脱髓鞘改变。当脑外伤后颅内压增高时，上矢状窦的压力随之升高，使蛛网膜下腔和上矢状窦的压力差变小，从而使蛛网膜绒毛微小管系统受压甚至关闭，直接影响脑脊液的吸收。由于脑脊液的积蓄造成脑室内静水压升高，致使脑室进行性扩大。因此，慢性脑积水的初期，患者的颅内压是高于正常的，及至脑室扩大到一定程度之后，由于加大了吸收面，才渐使颅内压下降至正常范围，故临床上称之为正常颅压脑积水。但由于脑脊液的静水压已超过脑室壁所能承受的压力，使脑室不断继续扩大、脑萎缩加重而致进行性痴呆。

4.自主神经及内脏功能障碍

常因下丘脑受出血、脑血管痉挛和颅内压增高的损伤所致，临床可并发心肌缺血或心肌梗死、急性肺水肿、应激性溃疡。这些并发症被认为是由于交感神经过度活跃或迷走神经张力过高所致。

5.低钠血症

尤其是重症 SAH 常影响下丘脑功能，而导致有关水盐代谢激素的分泌异常。目前，关于低钠血症发生的病因有两种机制，即血管升压素分泌异常综合征（syndrome of inappropriate antidiuretic hormone，SIADH）和脑性耗盐综合征

(cerebral salt-wasting syndrome,CSWS)。

SIADH理论认为,低钠血症产生的原因是由于各种创伤性刺激作用于下丘脑,引起血管升压素(ADH)分泌过多,或血管升压素渗透性调节异常,丧失了低渗对ADH分泌的抑制作用,而出现持续性ADH分泌。肾脏远曲小管和集合管重吸收水分的作用增强,引起水潴留、血钠被稀释及细胞外液增加等一系列病理生理变化。同时,促肾上腺皮质激素(ACTH)相对分泌不足,血浆ACTH降低,醛固酮分泌减少,肾小管排钾保钠功能下降,尿钠排出增多。细胞外液增加和尿、钠丢失的后果是血浆渗透压下降和稀释性低血钠,尿渗透压高于血渗透压,低钠而无脱水,中心静脉压增高的一种综合征。若进一步发展,将导致水分从细胞外向细胞内转移、细胞水肿及代谢功能异常。当血钠<120 mmol/L时,可出现恶心、呕吐、头痛;当血钠<110 mmol/L时可发生嗜睡、躁动、谵语、肌张力低下、腱反射减弱或消失甚至昏迷。

四、辅助检查

(一)脑脊液检查

目前,脑脊液(CSF)检查尚不能被CT检查所完全取代。由于腰椎穿刺(LP)有诱发再出血和脑疝的风险,在无条件行CT检查和病情允许的情况下,或颅脑CT所见可疑时才可考虑谨慎施行LP检查。均匀一致的血性脑脊液是诊断SAH的金标准,脑脊液压力增高,蛋白含量增高,糖和氯化物水平正常。起初脑脊液中红、白细胞比例与外周血基本一致(700∶1),12小时后脑脊液开始变黄,2～3天后因出现无菌性炎症反应,白细胞计数可增加,初为中性粒细胞,后为单核细胞和淋巴细胞。LP阳性结果与穿刺损伤出血的鉴别很重要。通常是通过连续观察试管内红细胞计数逐渐减少的三管试验来证实,但采用脑脊液离心检查上清液黄变及匿血反应是更灵敏的诊断方法。脑脊液细胞学检查可见巨噬细胞内吞噬红细胞及碎片,有助于鉴别。

(二)颅脑CT检查

CT检查是诊断SAH的首选常规检查方法。急性期颅脑CT检查快速、敏感,不但可早期确诊,还可判定出血部位、出血量、血液分布范围及动态观察病情进展和有无再出血迹象。急性期CT表现为脑池、脑沟及蛛网膜下腔呈高密度改变,尤以脑池局部积血有定位价值,但确定出血动脉及病变性质仍需借助于数字减影血管造影(DSA)检查。发病距CT检查的时间越短,显示蛛网膜下腔出血病灶部位的积血越清楚。Adams观察发病当日CT检查显示阳性率为95%,

1 天后降至 90％,5 天后降至 80％,7 天后降至 50％。CT 显示蛛网膜下腔高密度出血征象,多见于大脑外侧裂池、前纵裂池、后纵裂池、鞍上池、和环池等。CT 增强扫描可能显示大的动脉瘤和血管畸形。须注意 CT 阴性并不能绝对排除 SAH。

部分学者依据 CT 扫描并结合动脉瘤好发部位推测动脉瘤的发生部位,如 SAH 以鞍上池为中心呈不对称向外扩展,提示颈内动脉瘤;外侧裂池基底部积血提示大脑中动脉瘤;前纵裂池基底部积血提示前交通动脉瘤;出血以脚间池为中心向前纵裂池和后纵裂池基底部扩散,提示基底动脉瘤。CT 显示弥漫性出血或局限于前部的出血发生再出血的风险较大,应尽早行 DSA 检查确定动脉瘤部位并早期手术。MRA 作为初筛工具具有无创、无风险的特点,但敏感性不如 DSA 检查高。

(三)数字减影血管造影

确诊 SAH 后应尽早行 DSA 检查,以确定动脉瘤的部位、大小、形状、数量、侧支循环和脑血管痉挛等情况,并可协助除外其他病因如动静脉畸形、烟雾病和炎性血管瘤等。大且不规则、分成小腔(为责任动脉瘤典型的特点)的动脉瘤可能是出血的动脉瘤。如发病之初脑血管造影未发现病灶,应在发病 1 个月后复查脑血管造影,可能会有新发现。DSA 可显示 80％的动脉瘤及几乎 100％的血管畸形,而且对发现继发性脑血管痉挛有帮助。脑动脉瘤大多数在 2～3 周内再次破裂出血,尤以病后 6～8 天为高峰,因此对动脉瘤应早检查、早期手术治疗,如在发病后 2～3 天内,脑水肿尚未达到高峰时进行手术则手术并发症少。

(四)MRI 检查

MRI 对 SAH 的敏感性不及 CT。急性期 MRI 检查还可能诱发再出血。但 MRI 可检出脑干隐匿性血管畸形;对直径 3～5 mm 的动脉瘤检出率可达 84％～100％,而由于空间分辨率较差,不能清晰显示动脉瘤颈和载瘤动脉,仍需行 DSA 检查。

(五)其他检查

心电图可显示 T 波倒置、QT 间期延长、出现高大 U 波等异常;血常规、凝血功能和肝功能检查可排除凝血功能异常方面的出血原因。

五、诊断与鉴别诊断

(一)诊断

根据以下临床特点,诊断 SAH 一般并不困难,如突然起病,主要症状为剧烈头痛,伴呕吐;可有不同程度的意识障碍和精神症状,脑膜刺激征明显,少数伴有脑神经及轻偏瘫等局灶症状;辅助检查 LP 为血性脑脊液,脑 CT 所显示的出血部位有助于判断动脉瘤。

临床分级:一般仍然采用世界神经外科联盟(WFNS)分级。该分级根据格拉斯哥昏迷评分和有无运动障碍进行分级(表 2-1),即 Ⅰ 级的 SAH 患者很少发生局灶性神经功能缺损;GCS≤12 分(Ⅳ～Ⅴ级)的患者,不论是否存在局灶神经功能缺损,并不影响其预后判断;对于 GCS 13～14 分(Ⅱ～Ⅲ级)的患者,局灶神经功能缺损是判断预后的补充条件。

表 2-1　WFNS 的 SAH 分级(1988 年)

分级	GCS	运动障碍
Ⅰ	15	无
Ⅱ	13～14	无
Ⅲ	13～14	有局灶性体征
Ⅳ	7～12	有或无
Ⅴ	3～6	有或无

(二)鉴别诊断

1.脑出血

脑出血深昏迷时与 SAH 不易鉴别,但脑出血多有局灶性神经功能缺失体征,如偏瘫、失语等,患者多有高血压病史。仔细的神经系统检查及脑 CT 检查有助于鉴别诊断。

2.颅内感染

发病较 SAH 缓慢。各类脑膜炎起病初均先有高热,脑脊液呈炎性改变而有别于 SAH。进一步脑影像学检查,脑沟、脑池无高密度增高影改变。脑炎临床表现为发热、精神症状、抽搐和意识障碍,且脑脊液多正常或只有轻度白细胞数增高,只有脑膜出血时才表现为血性脑脊液;脑 CT 检查有助于鉴别诊断。

3.瘤卒中

依靠详细病史(如有慢性头痛、恶心、呕吐等)、体征和脑 CT 检查可以鉴别。

六、治疗

主要治疗原则：①控制继续出血，预防及解除血管痉挛，去除病因，防治再出血，尽早采取措施预防、控制各种并发症。②掌握时机尽早行 DSA 检查，如发现动脉瘤及动静脉畸形，应尽早行血管介入、手术治疗。

(一)一般处理

绝对卧床护理 4～6 周，避免情绪激动和用力排便，防治剧烈咳嗽，烦躁不安时适当应用止咳剂、镇静剂；稳定血压，控制癫痫发作。对于血性脑脊液伴脑室扩大者，必要时可行脑室穿刺和体外引流，但应掌握引流速度要缓慢。发病后应密切观察 GCS 评分，注意心电图变化，动态观察局灶性神经体征变化和进行脑功能监测。

(二)防止再出血

二次出血是本病的常见现象，故积极进行药物干预对防治再出血十分必要。SAH 急性期脑脊液纤维素溶解系统活性增高，第 2 周开始下降，第 3 周后恢复正常。因此，选用抗纤维蛋白溶解药物抑制纤溶酶原的形成，具有防治再出血的作用。

1.6-氨基己酸

6-氨基己酸为纤维蛋白溶解抑制剂，可阻止动脉瘤破裂处凝血块的溶解，又可预防再破裂和缓解脑血管痉挛。每次 8～12 g 加入 10% 葡萄糖盐水 500 mL 中静脉滴注，每天 2 次。

2.氨甲苯酸

氨甲苯酸又称抗血纤溶芳酸，能抑制纤溶酶原的激活因子，每次 200～400 mg，溶于葡萄糖注射液或 0.9% 氯化钠注射液 20 mL 中缓慢静脉注射，每天 2 次。

3.氨甲环酸

氨甲环酸为氨甲苯酸的衍化物，抗血纤维蛋白溶酶的效价强于前两种药物，每次250～500 mg 加入 5% 葡萄糖注射液 250～500 mL 中静脉滴注，每天 1～2 次。但近年的一些研究显示抗纤溶药虽有一定的防止再出血作用，但同时增加了缺血事件的发生，因此不推荐常规使用此类药物，除非凝血障碍所致出血时可考虑应用。

(三)降颅压治疗

SAH 可引起颅内压升高、脑水肿，严重者可出现脑疝，应积极进行脱水降颅压治疗,主要选用 20%甘露醇静脉滴注,每次 125~250 mL,2~4 次/天;呋塞米入小壶,每次 20~80 mg,2~4 次/天;清蛋白 10~20 g/d,静脉滴注。药物治疗效果不佳或疑有早期脑疝时,可考虑脑室引流或颞肌下减压术。

(四)防治脑血管痉挛及迟发性缺血性神经功能缺损

目前认为脑血管痉挛引起迟发性缺血性神经功能缺损(delayed ischemic neurologic deficit,DIND)是动脉瘤性 SAH 最常见的死亡和致残原因。钙通道拮抗剂可选择性作用于脑血管平滑肌,减轻脑血管痉挛和 DIND。常用尼莫地平,每天 10 mg(50 mL),以每小时2.5~5.0 mL速度泵入或缓慢静脉滴注,5~14 天为 1 个疗程;也可选择尼莫地平,每次 40 mg,每天 3 次,口服。国外报道高血压-高血容量-血液稀释(hypertension-hypervolemia-hemodilution,3H)疗法可使大约70%的患者临床症状得到改善。有数个报道认为与以往相比,3H疗法能够明显改善患者预后。增加循环血容量,提高平均动脉压(MAP),降低血细胞比容(HCT)至 30%~50%,被认为能够使脑灌注达到最优化。3H 疗法必须排除已存在脑梗死、高颅压,并已夹闭动脉瘤后才能应用。

(五)防治急性脑积水

急性脑积水常发生于病后 1 周内,发生率为9%~27%。急性阻塞性脑积水患者脑 CT 显示脑室急速进行性扩大,意识障碍加重,有效的疗法是行脑室穿刺引流和冲洗。但应注意防止脑脊液引流过度,维持颅内压在 2.0~4.0 kPa(15~30 mmHg),因过度引流会突然发生再出血。长期脑室引流要注意继发感染(脑炎、脑膜炎),感染率为 5%~10%。同时常规应用抗生素防治感染。

(六)低钠血症的治疗

SIADH 的治疗原则主要是纠正低血钠和防止体液容量过多。可限制液体摄入量,1 天<500~1 000 mL,使体内水分处于负平衡以减少体液过多与尿钠丢失。注意应用利尿剂和高渗盐水,纠正低血钠与低渗血症。当血浆渗透压恢复,可给予 5%葡萄糖注射液维持,也可用抑制 ADH 药物,地美环素1~2 g/d,口服。

CSWS 的治疗主要是维持正常水盐平衡,给予补液治疗。可静脉或口服等渗或高渗盐液,根据低钠血症的严重程度和患者耐受程度单独或联合应用。高渗盐液补液速度以每小时 0.7 mmol/L,24 小时<20 mmol/L为宜。如果纠正低钠血症速度过快可导致脑桥脱髓鞘病,应予特别注意。

(七)外科治疗

经造影证实有动脉瘤或动静脉畸形者,应争取手术或介入治疗,根除病因防止再出血。

1.显微外科

夹闭颅内破裂的动脉瘤是消除病变并防止再出血的最好方法,而且动脉瘤被夹闭,继发性血管痉挛就能得到积极有效的治疗。一般认为 Hunt-Hess 分级Ⅰ～Ⅱ级的患者应在发病后 48～72 小时内早期手术。应用现代技术,早期手术已经不再难以克服。一些神经血管中心富有经验的医师已经建议给低评分的患者早期手术,只要患者的血流动力学稳定,颅内压得以控制即可。对于神经状况分级很差和(或)伴有其他内科情况,手术应该延期。对于病情不太稳定、不能承受早期手术的患者,可选择血管内治疗。

2.血管内治疗

选择适合的患者行血管内放置 Guglielmi 可脱式弹簧圈(Guglielmi detachable coils,GDCs),已经被证实是一种安全的治疗手段。近年来,一般认为治疗指征为手术风险大或手术治疗困难的动脉瘤。

七、预后与预防

(一)预后

首次 SAH 的病死率为 10％～25％。病死率随着再出血递增。再出血和脑血管痉挛是导致死亡和致残的主要原因。SAH 的预后与病因、年龄、动脉瘤的部位、瘤体大小、出血量、有无并发症、手术时机选择及处置是否及时、得当有关。

(二)预防

SAH 病情常较危重,病死率较高,尽管不能从根本上达到预防目的,但对已知的病因应及早积极对因治疗,如控制血压、戒烟、限酒,以及尽量避免剧烈运动、情绪激动、过劳、用力排便、剧烈咳嗽等;对于长期便秘的个体应采取辨证论治思路长期用药(如麻仁润肠丸、芪蓉润肠口服液、香砂枳术丸、越鞠保和丸等);情志因素常为本病的诱发因素,对于已经存在脑动脉瘤、动脉血管夹层或烟雾病的患者,保持情绪稳定至关重要。

不少尸检材料证实,患者生前曾患动脉瘤但未曾破裂出血,说明存在危险因素并不一定完全会出血,预防动脉瘤破裂有着非常重要的意义。应当强调的是,SAH 常在首次出血后 2 周再次发生出血且常常危及生命,故对已出血患者积极采取有效措施进行整体调节并及时给予恰当的对症治疗,对预防再次出血至关重要。

第三节　血栓形成性脑梗死

血栓形成性脑梗死主要是脑动脉主干或皮质支动脉粥样硬化导致血管增厚、管腔狭窄闭塞和血栓形成;还可见于动脉血管内膜炎症、先天性血管畸形、真性红细胞增多症及血液高凝状态、血流动力学异常等,均可致血栓形成,引起脑局部血流减少或供血中断,脑组织缺血、缺氧导致软化坏死,出现局灶性神经系统症状和体征,如偏瘫、偏身感觉障碍和偏盲等。大面积脑梗死还有颅内高压症状,严重者可发生昏迷和脑疝。约90%的血栓形成性脑梗死是在动脉粥样硬化的基础上发生的,因此称动脉粥样硬化性血栓形成性脑梗死。

脑梗死的发病率约为110/10万,占全部脑卒中的60%～80%;其中血栓形成性脑梗死占脑梗死的60%～80%。

一、病因与发病机制

(一)病因

1.动脉壁病变

血栓形成性脑梗死最常见的病因为动脉粥样硬化,常伴高血压,与动脉粥样硬化互为因果。其次为各种原因引起的动脉炎、血管异常(如夹层动脉瘤、先天性动脉瘤)等。

2.血液成分异常

血液黏度增高,以及真性红细胞增多症、血小板增多症、高脂血症等,都可使血液黏度增高,血液淤滞,引起血栓形成。如果没有血管壁的病变为基础,不会发生血栓。

3.血流动力学异常

在动脉粥样硬化的基础上,当血压下降、血流缓慢、脱水、严重心律失常及心功能不全时,可导致灌注压下降,有利于血栓形成。

(二)发病机制

主要是动脉内膜深层的脂肪变性和胆固醇沉积,形成粥样硬化斑块及各种继发病变,使管腔狭窄甚至阻塞。病变逐渐发展,则内膜分裂,内膜下出血和形成内膜溃疡。内膜溃疡易发生血栓形成,使管腔进一步狭窄或闭塞。由于动脉粥样硬化好发于大动脉的分叉处及拐弯处,故脑血栓的好发部位为大脑中动脉、颈内动脉的虹吸部及起始部、椎动脉及基底动脉的中下段等。由于脑动脉有丰富的侧支循环,管腔狭窄需达到 80% 以上才会影响脑血流量。逐渐发生的动脉硬化斑块一般不会出现症状,当内膜损伤破裂形成溃疡后,血小板及纤维素等血中有形成分黏附、聚集、沉着形成血栓。当血压下降、血流缓慢、脱水等血液黏度增加,致供血减少或促进血栓形成的情况下,即出现急性缺血症状。

病理生理学研究发现,脑的耗氧量约为总耗氧量的 20%,故脑组织缺血缺氧是以血栓形成性脑梗死为代表的缺血性脑血管疾病的核心发病机制。脑组织缺血缺氧将会引起神经细胞肿胀、变性、坏死、凋亡以及胶质细胞肿胀、增生等一系列继发反应。脑血流阻断 1 分钟后神经元活动停止,缺血缺氧 4 分钟即可造成神经元死亡。脑缺血的程度不同而神经元损伤的程度也不同。脑神经元损伤导致局部脑组织及其功能的损害。缺血性脑血管疾病的发病是多方面而且相当复杂的过程,脑缺血损害也是一个渐进的过程,神经功能障碍随缺血时间的延长而加重。目前的研究发现氧自由基的形成、Ca^{2+} 超载、一氧化氮(NO)和一氧化氮合成酶的作用、兴奋性氨基酸毒性作用、炎症细胞因子损害、凋亡调控基因的激活、缺血半暗带功能障碍等方面参与了其发生机制。这些机制作用于多种生理、病理过程的不同环节,对脑功能演变和细胞凋亡给予调节,同时也受到多种基因的调节和制约,构成一种复杂的相互调节与制约的网络关系。

1.氧自由基损伤

脑缺血时氧供应下降和 ATP 减少,导致过氧化氢、羟自由基以及起主要作用的过氧化物等氧自由基的过度产生和超氧化物歧化酶等清除自由基的动态平衡状态遭到破坏,攻击膜结构和 DNA,破坏内皮细胞膜,使离子转运、生物能的产生和细胞器的功能发生一系列病理生理改变,导致神经细胞、胶质细胞和血管内皮细胞损伤,增加血-脑屏障通透性。自由基损伤可加重脑缺血后的神经细胞损伤。

2.钙离子超载

研究认为,Ca^{2+} 超载及其一系列有害代谢反应是导致神经细胞死亡的最后共同通路。细胞内 Ca^{2+} 超载有多种原因:①在蛋白激酶 C 等的作用下,兴奋性氨基酸(EAA)、内皮素和 NO 等物质释放增加,导致受体依赖性钙通道开放使大量 Ca^{2+} 内流。②细胞内 Ca^{2+} 浓度升高可激活磷脂酶、三磷酸脂醇等物质,使细胞内储存的 Ca^{2+} 释放,导致 Ca^{2+} 超载。③ATP 合成减少,Na^+,K^+-ATP酶功能降低而不能维持正常的离子梯度,大量 Na^+ 内流和 K^+ 外流,细胞膜电位下降产生去极化,导致电压依赖性钙通道开放,大量 Ca^{2+} 内流。④自由基使细胞膜发生脂质过氧化反应,细胞膜通透性发生改变和离子运转,引起 Ca^{2+} 内流使神经细胞内 Ca^{2+} 浓度异常升高。⑤多巴胺、5-羟色胺和乙酰胆碱等水平升高,使 Ca^{2+} 内流和胞内 Ca^{2+} 释放,Ca^{2+} 内流进一步干扰了线粒体氧化磷酸化过程,且大量激活钙依赖性酶类,如磷脂酶、核酸酶及蛋白酶,以及自由基形成、能量耗竭等一系列生化反应,最终导致细胞死亡。

3.一氧化氮(NO)和一氧化氮合酶的作用

有研究发现,NO 作为生物体内重要的信使分子和效应分子,具有神经毒性和脑保护双重作用,即低浓度 NO 通过激活鸟苷酸环化酶使环鸟苷酸(cGMP)水平升高,扩张血管,抑制血小板聚集、白细胞-内皮细胞的聚集和黏附,阻断 NMDA 受体,减弱其介导的神经毒性作用起保护作用;而高浓度 NO 与超氧自由基作用形成过氧亚硝酸盐或者氧化产生亚硝酸阴离子,加强脂质过氧化,使 ATP 酶活性降低,细胞蛋白质损伤,且能使各种含铁硫的酶失活,从而阻断 DNA 复制及靶细胞内的能量合成和能量衰竭,亦可通过抑制线粒体呼吸功能实现其毒性作用而加重缺血脑组织的损害。

4.兴奋性氨基酸毒性作用

兴奋性氨基酸(EAA)是广泛存在于哺乳动物中枢神经系统的正常兴奋性神经递质,参与传递兴奋性信息,同时又是一种神经毒素,以谷氨酸(Glu)和天冬氨酸(Asp)为代表。脑缺血使物质转化(尤其是氧和葡萄糖)发生障碍,使维持离子梯度所必需的能量衰竭和生成障碍。因为能量缺乏,膜电位消失,细胞外液中谷氨酸异常增高导致神经元、血管内皮细胞和神经胶质细胞持续去极化,并有谷氨酸从突触前神经末梢释放。胶质细胞和神经元对神经递质的再摄取一般均需耗能,神经末梢释放的谷氨酸发生转运和再摄取障碍,导致细胞间隙 EAA 异常堆积,产生神经毒性作用。EAA 毒性可以直接导致急性细胞死亡,也可通过其他途径导致细胞凋亡。

5.炎症细胞因子损害

脑缺血后炎症级联反应是一种缺血区内各种细胞相互作用的动态过程,是造成脑缺血后的第 2 次损伤。在脑缺血后,由于缺氧及自由基增加等因素均可通过诱导相关转录因子合成,淋巴细胞、内皮细胞、多形核白细胞和巨噬细胞、小胶质细胞以及星形胶质细胞等一些具有免疫活性的细胞均能产生细胞因子,如肿瘤坏死因子(TNF-α)、血小板活化因子(PAF)、白细胞介素(IL)系列、转化生长因子(TGF)-β_1 等,细胞因子对白细胞又有趋化作用,诱导内皮细胞表达细胞间黏附分子(ICAM-1)、P-选择素等黏附分子,白细胞通过其毒性产物、巨噬细胞作用和免疫反应加重缺血性损伤。

6.凋亡调控基因的激活

细胞凋亡是由体内外某种信号触发细胞内预存的死亡程序而导致的以细胞DNA早期降解为特征的主动性自杀过程。细胞凋亡在形态学和生化特征上表现为细胞皱缩,细胞核染色质浓缩,DNA片段化,而细胞的膜结构和细胞器仍完整。脑缺血后,神经元生存的内外环境均发生变化,多种因素如过量的谷氨酸受体的激活、氧自由基释放和细胞内 Ca^{2+} 超载等,通过激活与调控凋亡相关基因、启动细胞死亡信号转导通路,最终导致细胞凋亡。缺血性脑损伤所致的细胞凋亡可分3个阶段:信号传递阶段、中央调控阶段和结构改变阶段。

7.缺血半暗带功能障碍

缺血半暗带(IP)是无灌注的中心(坏死区)和正常组织间的移行区。IP是不完全梗死,其组织结构存在,但有选择性神经元损伤。围绕脑梗死中心的缺血性脑组织的电活动中止,但保持正常的离子平衡和结构上的完整。假如再适当增加局部脑血流量,至少在急性阶段突触传递能完全恢复,即 IP 内缺血性脑组织的功能是可以恢复的。缺血半暗带是兴奋性细胞毒性、梗死周围去极化、炎症反应、细胞凋亡起作用的地方,使该区迅速发展成梗死灶。缺血半暗带的最初损害表现为功能障碍,有独特的代谢紊乱。主要表现在葡萄糖代谢和脑氧代谢这两方面:①当血流速度下降时,蛋白质合成抑制,启动无氧糖酵解、神经递质释放和能量代谢紊乱。②急性脑缺血缺氧时,神经元和神经胶质细胞由于能量缺乏、K^+ 释放和谷氨酸在细胞外积聚而去极化,缺血中心区的细胞只去极化而不复极;而缺血半暗带的细胞以能量消耗为代价可复极,如果细胞外的 K^+ 和谷氨酸增加,这些细胞也只去极化,随着去极化细胞数量的增大,梗死灶范围也不断扩大。

二、病理

动脉闭塞6小时以内脑组织改变尚不明显,属可逆性,8～48小时缺血最重的中心部位发生软化,并出现脑组织肿胀、变软,灰白质界限不清。如病变范围扩大、脑组织高度肿胀时,可向对侧移位,甚至形成脑疝。镜下见组织结构不清,神经细胞及胶质细胞坏死,毛细血管轻度扩张,周围可见液体和红细胞渗出,此期为坏死期。动脉阻塞2～3天后,特别是7～14天,脑组织开始液化,脑组织水肿明显,病变区明显变软,神经细胞消失,吞噬细胞大量出现,星形胶质细胞增生,此期为软化期。3~4周后液化的坏死组织被吞噬和移走,胶质增生,小病灶形成胶质瘢痕,大病灶形成中风囊,此期称恢复期,可持续数月至1~2年。上述病理改变称白色梗死。少数梗死区,由于血管丰富,于再灌流时可继发出血,呈现出血性梗死或称红色梗死。

三、临床表现

(一)症状与体征

多在50岁以后发病,常伴有高血压;多在睡眠中发病,醒来才发现肢体偏瘫。部分患者先有头昏、头痛、眩晕、肢体麻木、无力等短暂性脑缺血发作的前驱症状,多数经数小时甚至1~2天症状达高峰,通常意识清楚,但大面积脑梗死或基底动脉闭塞可有意识障碍,甚至发生脑疝等危重症状。神经系统定位体征视脑血管闭塞的部位及梗死的范围而定。

(二)临床分型

有的根据病情程度分型,如完全性缺血性中风,系指起病6小时内病情即达高峰,一般较重,可有意识障碍。还有的根据病程进展分型,如进展型缺血性中风,则指局限性脑缺血逐渐进展,数天内呈阶梯式加重。

1.按病程和病情分型

(1)进展型:局限性脑缺血症状逐渐加重,呈阶梯式加重,可持续6小时至数天。

(2)缓慢进展型:在起病后1~2周症状仍逐渐加重,血栓逐渐发展,脑缺血和脑水肿的范围继续扩大,症状由轻变重,直到出现对侧偏瘫、意识障碍,甚至发生脑疝,类似颅内肿瘤,又称类脑瘤型。

(3)大块梗死型:又称爆发型,如颈内动脉或大脑中动脉主干等较大动脉的急性脑血栓形成,往往症状出现快,伴有明显脑水肿、颅内压增高,患者头痛、呕吐、病灶对侧偏瘫,常伴意识障碍,很快进入昏迷,有时发生脑疝,类似脑出血,又称类脑出血型。

(4)可逆性缺血性神经功能缺损(reversible ischemic neurologic deficit, RIND):此型患者症状、体征持续超过24小时,但在2~3周内完全恢复,不留后遗症。病灶多数发生于大脑半球半卵圆中心,可能由于该区尤其是非优势半球侧侧支循环迅速而充分地代偿,缺血尚未导致不可逆的神经细胞损害,也可能是一种较轻的梗死。

2.OCSP 分型

即英国牛津郡社区脑卒中研究规划（Oxfordshire Community Stroke Project，OCSP）的分型。

（1）完全前循环梗死（TACI）：表现为三联征，即完全大脑中动脉（MCA）综合征的表现。①大脑高级神经活动障碍（意识障碍、失语、失算、空间定向力障碍等）；②同向偏盲；③对侧 3 个部位（面、上肢和下肢）较严重的运动和（或）感觉障碍。多为 MCA 近段主干，少数为颈内动脉虹吸段闭塞引起的大面积脑梗死。

（2）部分前循环梗死（PACI）：有以上三联征中的两个，或只有高级神经活动障碍，或感觉运动缺损较 TACI 局限。提示是 MCA 远段主干、各级分支或 ACA 及分支闭塞引起的中、小梗死。

（3）后循环梗死（POCI）：表现为各种不同程度的椎-基底动脉综合征——可表现为同侧脑神经瘫痪及对侧感觉运动障碍；双侧感觉运动障碍；双眼协同活动及小脑功能障碍，无长束征或视野缺损等。为椎-基底动脉及分支闭塞引起的大小不等的脑干、小脑梗死。

（4）腔隙性梗死（LACI）：表现为腔隙综合征，如纯运动性偏瘫、纯感觉性脑卒中、共济失调性轻偏瘫、手笨拙-构音不良综合征等。大多是基底节或脑桥小穿支病变引起的小腔隙灶。

OCSP 分型方法简便，更加符合临床实际的需要，临床医师不必依赖影像或病理结果即可对急性脑梗死迅速分出亚型，并作出有针对性的处理。

（三）临床综合征

1.颈内动脉闭塞综合征

指颈内动脉血栓形成，主干闭塞。病史中可有头痛、头晕、晕厥、半身感觉异常或轻偏瘫；病变对侧有偏瘫、偏身感觉障碍和偏盲；可有精神症状，严重时有意识障碍；病变侧有视力减退，有的还有视神经乳头萎缩；病灶侧有 Horner 综合征；病灶侧颈动脉搏动减弱或消失；优势半球受累可有失语，非优势半球受累可出现体象障碍。

2.大脑中动脉闭塞综合征

指大脑中动脉血栓形成，大脑中动脉主干闭塞，引起病灶对侧偏瘫、偏身感觉障碍和偏盲，优势半球受累还有失语。累及非优势半球可有失用、失认和体象障碍等顶叶症状。病灶广泛，可引起脑肿胀，甚至死亡。

（1）皮质支闭塞：引起病灶对侧偏瘫、偏身感觉障碍，面部及上肢重于下肢，优势半球病变有运动性失语，非优势半球病变有体象障碍。

（2）深穿支闭塞：出现对侧偏瘫和偏身感觉障碍，优势半球病变可出现运动性失语。

3.大脑前动脉闭塞综合征

指大脑前动脉血栓形成，大脑前动脉主干闭塞。在前交通动脉以前发生阻塞时，因为病损脑组织可通过对侧前交通动脉得到血供，故不出现临床症状；在前交通动脉分出之后阻塞时，可出现对侧中枢性偏瘫，以面瘫和下肢瘫为重，可伴轻微偏身感觉障碍；并可有排尿障碍（旁中央小叶受损）；精神障碍（额极与胼胝体受损）；强握及吸吮反射（额叶受损）等。

（1）皮质支闭塞：引起对侧下肢运动及感觉障碍；轻微共济运动障碍；排尿障碍和精神障碍。

（2）深穿支闭塞：引起对侧中枢性面、舌及上肢瘫。

4.大脑后动脉闭塞综合征

指大脑后动脉血栓形成。约 70％ 的患者两条大脑后动脉来自基底动脉，并有后交通动脉与颈内动脉联系交通。有 20％～25％ 的人一条大脑后动脉来自基底动脉，另一条来自颈内动脉；其余的人中，两条大脑后动脉均来自颈内动脉。

大脑后动脉供应颞叶的后部和基底面、枕叶的内侧及基底面，并发出丘脑膝状体及丘脑穿动脉供应丘脑血液。

（1）主干闭塞：引起对侧同向性偏盲，上部视野受损较重，黄斑回避（黄斑视觉皮质代表区为大脑中、后动脉双重血液供应，故黄斑视力不受累）。

（2）中脑水平大脑后动脉起始处闭塞：可见垂直性凝视麻痹、动眼神经麻痹、眼球垂直性歪扭斜视。

（3）双侧大脑后动脉闭塞：有皮质盲、记忆障碍（累及颞叶）、不能识别熟悉面孔（面容失认症）、幻视和行为综合征。

（4）深穿支闭塞：丘脑穿动脉闭塞则引起红核丘脑综合征，病侧有小脑性共济失调，意向性震颤。舞蹈样不自主运动和对侧感觉障碍。丘脑膝状体动脉闭塞则引起丘脑综合征，病变对侧偏身感觉障碍（深感觉障碍较浅感觉障碍为重），病变对侧偏身自发性疼痛。轻偏瘫，共济失调和舞蹈-手足徐动症。

5.椎-基底动脉闭塞综合征

指椎-基底动脉血栓形成。椎-基底动脉实为一连续的脑血管干并有着共同的神经支配，无论是结构、功能还是临床病症的表现，两侧互为影响，实难予以完全分开，故常总称为"椎-基底动脉系疾病"。

(1)基底动脉主干闭塞综合征:指基底动脉主干血栓形成。发病虽然不如脑桥出血那么急,但病情常迅速恶化,出现眩晕、呕吐、四肢瘫痪、共济失调、昏迷和高热等。大多数在短期内死亡。

(2)双侧脑桥正中动脉闭塞综合征:指双侧脑桥正中动脉血栓形成,为典型的闭锁综合征,表现为四肢瘫痪、假性延髓性麻痹、双侧周围性面瘫、双眼球外展麻痹、两侧的侧视中枢麻痹。但患者意识清楚,视力、听力和眼球垂直运动正常,所以,患者通过听觉、视觉和眼球上下运动表示意识和交流。

(3)基底动脉尖综合征:基底动脉尖分出两对动脉——小脑上动脉和大脑后动脉,分支供应中脑、丘脑、小脑上部、颞叶内侧及枕叶。血栓性闭塞多发生于基底动脉中部,栓塞性病变通常发生在基底动脉尖。栓塞性病变导致眼球运动及瞳孔异常,表现为单侧或双侧动眼神经部分或完全麻痹、眼球上视不能(上丘受累)、光反射迟钝而调节反射存在(顶盖前区病损)、一过性或持续性意识障碍(中脑或丘脑网状激活系统受累)、对侧偏盲或皮质盲(枕叶受累)、严重记忆障碍(颞叶内侧受累)。如果是中老年人突发意识障碍又较快恢复,有瞳孔改变、动眼神经麻痹、垂直注视障碍、无明显肢体瘫痪和感觉障碍应想到该综合征的可能。如果还有皮质盲或偏盲、严重记忆障碍更支持本综合征的诊断,需做头部 CT 或 MRI 检查,若发现有双侧丘脑、枕叶、颞叶和中脑病灶则可确诊。

(4)中脑穿动脉综合征:指中脑穿动脉血栓形成,亦称 Weber 综合征,病变位于大脑脚底,损害锥体束及动眼神经,引起病灶侧动眼神经麻痹和对侧中枢性偏瘫。中脑穿动脉闭塞还可引起红核综合征,累及动眼神经髓内纤维及黑质,引起病灶侧动眼神经麻痹及对侧锥体外系症状。

(5)脑桥支闭塞综合征:指脑桥支血栓形成引起的脑桥腹外侧部综合征,病变位于脑桥的腹外侧部,累及展神经核和面神经核以及锥体束,引起病灶侧眼球外直肌麻痹、周围性面神经麻痹和对侧中枢性偏瘫。

(6)内听动脉闭塞综合征:指内听动脉血栓形成(内耳卒中)。内耳的内听动脉有两个分支,较大的耳蜗动脉供应耳蜗及前庭迷路下部;较小的耳蜗动脉供应前庭迷路上部,包括水平半规管及椭圆囊斑。由于口径较小的前庭动脉缺乏侧支循环,以致前庭迷路上部对缺血选择性敏感,故迷路缺血常出现严重眩晕、恶心呕吐。若耳蜗支同时受累则有耳鸣、耳聋。耳蜗支单独梗死则会突发耳聋。

(7)小脑后下动脉闭塞综合征:指小脑后下动脉血栓形成,也称延髓背外侧综合征。表现为急性起病的头晕、眩晕、呕吐(前庭神经核受损)、交叉性感觉障碍,即病侧面部感觉减退、对侧肢体痛觉、温度觉障碍(病侧三叉神经脊束核及对侧交叉的脊髓丘脑束受损),同侧 Horner 综合征(下行交感神经纤维受损),同侧小脑性共济失调(绳状体或小脑受损),声音嘶哑、吞咽困难(疑核受损)。小脑后下动脉常有解剖变异,常见不典型临床表现。

四、辅助检查

(一)影像学检查

1.胸部 X 线检查

了解心脏情况及肺部有无感染和癌肿等。

2.CT 检查

不仅可确定梗死的部位及范围,而且可明确是单发还是多发。在缺血性脑梗死发病 12~24 小时内,CT 常没有明显的阳性表现。梗死灶最初表现为不规则的稍低密度区,病变与血管分布区一致。常累及基底节区,如为多发灶,亦可连成一片。病灶大、水肿明显时可有占位效应。在发病后 2~5 天,病灶边界清晰,呈楔形或扇形等。1~2 周,水肿消失,边界更清,密度更低。发病第 2 周,可出现梗死灶边界不清楚,边缘出现等密度或稍低密度,即模糊效应;在增强扫描后往往呈脑回样增强,有助于诊断。4~5 周,部分小病灶可消失,而大片状梗死灶密度进一步降低和囊变,后者 CT 值接近脑脊液。

在基底节和内囊等处的小梗死灶(一般在 15 mm 以内)称之为腔隙性脑梗死,病灶亦可发生在脑室旁深部白质、丘脑及脑干。

在 CT 排除脑出血并证实为脑梗死后,CT 血管成像(CTA)对探测颈动脉及其各主干分支的狭窄准确性较高。

3.MRI 检查

对病灶较 CT 敏感性、准确性更高的一种检测方法,其无辐射、无骨伪迹、更易早期发现小脑、脑干等部位的梗死灶,并于脑梗死后 6 小时左右便可检测到由于细胞毒性水肿造成 T_1 和 T_2 加权延长引起的 MRI 信号变化。近年除常规应用 SE 法的 T_1 和 T_2 加权以影像对比度原理诊断外,更需采用功能性磁共振成像,如弥散成像(DWI)和表观弥散系数(apparent diffusion coefficient,ADC)、液体衰减反转恢复序列(FLAIR)等进行水平位和冠状位检查,往往在脑缺血发生后 1~1.5 小时便可发现脑组织水含量增加引起的 MRI 信号变化,并随即可进一步行磁共振血管成像(MRA)、CT 血管成像(CTA)或数字减影血管造影(DSA)以了解梗死血管部位,为超早期施行动脉内介入溶栓治疗创造条件,有时还可发现血管畸形等非动脉硬化性血管病变。

(1)超早期:脑梗死临床发病后 1 小时内,DWI 便可描出高信号梗死灶,ADC 序列显示暗区。实际上 DWI 显示的高信号灶仅是血流低下引起的缺血灶。随着缺血的进一步进展,DWI 从高信号渐转为等信号或低信号,病灶范围渐增大;PWI、FLAIR 及 T_2WI 均显示高信号病灶区。值得注意的是,DWI 对超早期脑干缺血性病灶,在水平位不易发现,而往往在冠状位可清楚显示。

(2)急性期:血-脑屏障尚未明显破坏,缺血区有大量水分子聚集,T_1WI 和 T_2WI 明显延长,T_1WI 呈低信号,T_2WI 呈高信号。

(3)亚急性期及慢性期:由于正血红铁蛋白游离,T_1WI 呈边界清楚的低信号,T_2WI 和 FLAIR 均呈高信号;至病灶区水肿消除,坏死组织逐渐产生,囊性区形成,乃至脑组织萎缩,FLAIR 呈低信号或低信号与高信号混杂区,中线结构移向病侧。

(二)脑脊液检查

脑梗死患者脑脊液检查一般正常,大块梗死型患者可有压力增高和蛋白含量增高;出血性梗死时可见红细胞。

(三)经颅多普勒超声

TCD 是诊断颅内动脉狭窄和闭塞的手段之一,对脑底动脉严重狭窄(>65%)的检测有肯定的价值。局部脑血流速度改变与频谱图形异常是脑血管狭窄最基本的 TCD 改变。三维 B 超检查可协助发现颈内动脉粥样硬化斑块的大小和厚度,有没有管腔狭窄及严重程度。

(四)心电图检查

进一步了解心脏情况。

(五)血液学检查

1.血常规、血沉、抗"O"和凝血功能检查
了解有无感染征象、活动风湿和凝血功能情况。

2.血糖
了解有无糖尿病。

3.血清脂质
包括总胆固醇和甘油三酯有无增高。

4.脂蛋白
低密度脂蛋白胆固醇(LDL-C)由极低密度脂蛋白胆固醇(VLDL-C)转化而

来。通常情况下,LDL-C从血浆中清除,其所含胆固醇酯由脂肪酸水解,当体内LDL-C显著升高时,LDL-C附着到动脉的内皮细胞与LDL受体结合,而易被巨噬细胞摄取,沉积在动脉内膜上形成动脉硬化。有一组报道正常人组LDL-C (2.051 ± 0.853) mmol/L,脑梗死患者组为 (3.432 ± 1.042) mol/L。

5.载脂蛋白B

载脂蛋白B(ApoB)是血浆低密度脂蛋白(LDL)和极低密度脂蛋白(VLDL)的主要载脂蛋白,其含量能精确反映出LDL的水平,与动脉粥样硬化(AS)的发生关系密切。在AS的硬化斑块中,胆固醇并不是孤立地沉积于动脉壁上,而是以LDL整个颗粒形成沉积物;ApoB能促进沉积物与氨基多糖结合成复合物,沉积于动脉内膜上,从而加速AS形成。对总胆固醇(TC)、LDL-C均正常的脑血栓形成患者,ApoB仍然表现出较好的差别性。

ApoA-I的主要生物学作用是激活卵磷脂胆固醇转移酶,此酶在血浆胆固醇(Ch)酯化和HDL成熟(即 $HDL \rightarrow HDL_2 \rightarrow HDL_3$)过程中起着极为重要的作用。ApoA-I与 HDL_2 可逆结合以完成Ch从外周组织转移到肝脏。因此,ApoA-I显著下降时,可形成AS。

6.血小板聚集功能

近些年来的研究提示血小板聚集功能亢进参与体内多种病理反应过程,尤其是对缺血性脑血管疾病的发生、发展和转归起重要作用。血小板最大聚集率(PMA)、解聚型出现率(PDC)和双相曲线型出现率(PBC),发现缺血型脑血管疾病PMA显著高于对照组,PDC明显低于对照组。

7.血栓烷 A_2 和前列环素

许多文献强调花生四烯酸(AA)的代谢产物在影响脑血液循环中起着重要作用,其中血栓烷 A_2(TXA_2)和前列环素(PGI_2)的平衡更引人注目。脑组织细胞和血小板等质膜有丰富的不饱和脂肪酸,脑缺氧时,磷脂酶 A_2 被激活,分解膜磷脂使AA释放增加。后者在环氧化酶的作用下血小板和血管内皮细胞分别生成 TXA_2 和 PGI_2。TXA_2 和 PGI_2 水平改变在缺血性脑血管疾病的发生上是原发还是继发的问题,目前还不清楚。TXA_2 大量产生,PGI_2 的生成受到抑制,使正常情况下 TXA_2 与 PGI_2 之间的动态平衡受到破坏。TXA_2 强烈的缩血管和促进血小板聚集作用因失去对抗而占优势,对于缺血性低灌流的发生起着重要作用。

8.血液流变学

缺血性脑血管疾病全血黏度、血浆比黏度、血细胞比容升高,血小板电泳和红细胞电泳时间延长。通过对脑血管疾病进行 133 例脑血流（CBF）测定,并将黏度相关的几个变量因素与 CBF 做了统计学处理,发现全部患者的 CBF 均低于正常,证实了血液黏度因素与 CBF 的关系。有学者把血液流变学各项异常作为脑梗死的危险因素之一。

红细胞表面带有负电荷,其所带电荷越少,电泳速度就越慢。有一组报道示脑梗死组红细胞电泳速度明显慢于正常对照组,说明急性脑梗死患者红细胞表面电荷减少,聚集性强,可能与动脉硬化性脑梗死的发病有关。

五、诊断与鉴别诊断

(一)诊断

(1)血栓形成性脑梗死为中年以后发病。

(2)常伴有高血压。

(3)部分患者发病前有 TIA 史。

(4)常在安静休息时发病,醒后发现症状。

(5)症状、体征可归为某一动脉供血区的脑功能受损,如病灶对侧偏瘫、偏身感觉障碍和偏盲,优势半球病变还有语言功能障碍。

(6)多无明显头痛、呕吐和意识障碍。

(7)大面积脑梗死有颅内高压症状,头痛、呕吐或昏迷,严重时发生脑疝。

(8)脑脊液检查多属正常。

(9)发病 12～48 小时后 CT 出现低密度灶。

(10)MRI 检查可更早发现梗死灶。

(二)鉴别诊断

1.脑出血

血栓形成性脑梗死和脑出血均为中老年人多见的急性起病的脑血管疾病,必须进行 CT/MRI 检查予以鉴别。

2.脑栓塞

血栓形成性脑梗死和脑栓塞同属脑梗死范畴,且均为急性起病,后者多有心脏病病史,或有其他肢体栓塞史,心电图检查可发现心房颤动等,以供鉴别诊断。

3.颅内占位性病变

少数颅内肿瘤、慢性硬膜下血肿和脑脓肿患者可以突然发病,表现局灶性神经功能缺失症状,而易与脑梗死相混淆。但颅内占位性病变常有颅内高压症状和逐渐加重的临床经过,颅脑 CT 对鉴别诊断有确切的价值。

4.脑寄生虫病

如脑囊虫病、脑型血吸虫病,也可在癫痫发作后,急性起病偏瘫。寄生虫的有关免疫学检查和神经影像学检查可帮助鉴别。

六、治疗

《欧洲脑卒中组织(ESO)缺血性脑卒中和短暂性脑缺血发作处理指南》[欧洲脑卒中促进会(EUSI),2008年]推荐所有急性缺血性脑卒中患者都应在卒中单元内接受以下治疗。

(一)溶栓治疗

理想的治疗方法是在缺血组织出现坏死之前,尽早清除栓子,早期使闭塞脑血管再开通和缺血区的供血重建,以减轻神经组织的损害。CT扫描能及时排除颅内出血,可在早期或超早期进行溶栓治疗,因而提高了疗效和减少脑出血等并发症。

1.病例选择

(1)临床诊断符合急性脑梗死。

(2)头颅CT扫描排除颅内出血和大面积脑梗死。

(3)治疗前收缩压不宜 > 24.0 kPa(180 mmHg),舒张压不宜 >14.7 kPa(110 mmHg)。

(4)无出血素质或出血性疾病。

(5)年龄>18岁及<75~80岁。

(6)溶栓最佳时机为发病后6小时内,特别是在3小时内。

(7)获得患者家属的书面知情同意。

2.禁忌证

(1)病史和体检符合蛛网膜下腔出血。

(2)CT扫描有颅内出血、肿瘤、动静脉畸形或动脉瘤。

(3)两次降压治疗后血压仍>24.0/14.7 kPa(180/110 mmHg)。

(4)过去30天内有手术史或外伤史,3个月内有脑外伤史。

(5)病史有血液疾病、出血素质、凝血功能障碍或使用抗凝药物史,凝血酶原时间(PT)>15秒,部分凝血活酶时间(APTT)>40秒,国际标准化比值(INR)>1.4,血小板计数<100×10^9/L。

(6)脑卒中发病时有癫痫发作的患者。

3.治疗时间窗

前循环脑卒中的治疗时间窗一般认为在发病后6小时内(使用阿替普酶为

3 小时内),后循环闭塞时的治疗时间窗适当放宽到12 小时。这一方面是因为脑干对缺血耐受性更强,另一方面是由于后循环闭塞后预后较差,更积极的治疗有可能挽救患者的生命。许多研究者尝试放宽治疗时限,有认为脑梗死 12～24 小时内早期溶栓治疗有可能对少部分患者有效。但美国脑卒中协会(ASA)和欧洲脑卒中促进会(EUSI)都赞同认真选择在缺血性脑卒中发作后 3 小时内早期恢复缺血脑的血流灌注,才可获得良好的转归。两个指南也讨论了超过治疗时间窗溶栓的效果,EUSI 的结论是目前仅能作为临床试验的组成部分。对于不能可靠地确定脑卒中发病时间的患者,包括睡眠觉醒时发现脑卒中发病的病例,两个指南均不推荐进行静脉溶栓治疗。

4.溶栓药物

(1)尿激酶:是从健康人新鲜尿液中提取分离,然后再进行高度精制而得到的蛋白质,没有抗原性,不引起变态反应。其溶栓特点为不仅溶解血栓表面,而且深入栓子内部,但对陈旧性血栓则难起作用。尿激酶是非特异性溶栓药,与纤维蛋白的亲和力差,常易引起出血并发症。尿激酶的剂量和疗程目前尚无统一标准,剂量波动范围也大。

静脉滴注法:尿激酶每次 100 0000～150 0000 U 溶于 0.9％氯化钠注射液 500～1 000 mL,静脉滴注,仅用1 次。另外,还可每次尿激酶 20 0000～50 0000 U 溶于0.9％氯化钠注射液 500 mL 中静脉滴注,每天 1 次,可连用 7～10 天。

动脉滴注法:选择性动脉给药有两种途径。一是超选择性脑动脉注射法,即经股动脉或肘动脉穿刺后,先进行脑血管造影,明确血栓所在的部位,再将导管插至颈动脉或椎-基底动脉的分支,直接将药物注入血栓所在的动脉或直接注入血栓处,达到较准确的选择性溶栓作用。在注入溶栓药后,还可立即再进行血管造影了解溶栓的效果。二是采用颈动脉注射法,常规颈动脉穿刺后,将溶栓药注入发生血栓的颈动脉,起到溶栓的效果。动脉溶栓尿激酶的剂量一般是 10 0000～30 0000 U,有学者报道药物剂量还可适当加大。但急性脑梗死取得疗效的关键是掌握最佳的治疗时间窗,才会取得更好的效果,治疗时间窗比给药途径更重要。

(2)阿替普酶(rt-PA):rt-PA 是第一种获得美国食品药品监督管理局(FDA)批准的溶栓药,特异性作用于纤溶酶原,激活血块上的纤溶酶原,而对血循环中的纤溶酶原亲和力小。因纤溶酶赖氨酸结合部位已被纤维蛋白占据,血栓表面的 α_2-抗纤溶酶作用很弱,但血中的纤溶酶赖氨酸结合部位未被占据,故可被 α_2-抗纤溶酶很快灭活。因此,rt-PA 优点为局部溶栓,很少产生全身抗凝、纤溶状态,而且无抗原性。但 rt-PA 半衰期短(3～5 分钟),而且血循环中纤维蛋白原激活抑制物的活性高于 rt-PA,会有一定的血管再闭塞,故临床溶栓必须用大剂量连续静脉滴注。rt-PA 治疗剂量是0.85～0.90 mg/kg,总剂量＜90 mg,10％的剂量先予静脉推注,其余 90％的剂量在 24 小时内静脉滴注。

美国(美国脑卒中学会、美国心脏病协会分会,2007)更新的《急性缺血性脑卒中早期治疗指南》指出,早期治疗的策略性选择,发病接诊的当时第一阶段医师能做的就是 3 件事:①评价患者。②诊断、判断缺血的亚型。③分诊、介入、外科或内科,0～3 小时的治疗只有一个就是静脉溶栓,而且推荐使用 rt-PA。

《中国脑血管病防治指南》(卫生部疾病控制司、中华医学会神经病学分会,2004 年)建议:①对经过严格选择的发病 3 小时内的急性缺血性脑卒中患者,应积极采用静脉溶栓治疗,首选阿替普酶(rt-PA),无条件采用 rt-PA 时,可用尿激酶替代。②发病 3～6 小时的急性缺血性脑卒中患者,可应用静脉尿激酶溶栓治疗,但选择患者应更严格。③对发病 6 小时以内的急性缺血性脑卒中患者,在有经验和有条件的单位,可以考虑进行动脉内溶栓治疗研究。④基底动脉血栓形成的溶栓治疗时间窗和适应证,可以适当放宽。⑤超过时间窗溶栓,不会提高治疗效果,且会增加再灌注损伤和出血并发症,不宜溶栓,恢复期患者应禁用溶栓治疗。

美国《急性缺血性脑卒中早期处理指南》(美国脑卒中学会、美国心脏病协会分会,2007)Ⅰ级建议:MCA 梗死＜6 小时的严重脑卒中患者,动脉溶栓治疗是可以选择的,或可选择静脉内滴注rt-PA;治疗要求患者处于一个有经验、能够立刻进行脑血管造影,且提供合格的介入治疗的脑卒中中心。鼓励相关机构界定遴选能进行动脉溶栓的个人标准。Ⅱ级建议:对于具有使用静脉溶栓禁忌证,诸如近期手术的患者,动脉溶栓是合理的。Ⅲ级建议:动脉溶栓的可获得性不应该一般地排除静脉内给 rt-PA。

(二)降纤治疗

降纤治疗可以降解血栓蛋白质,增加纤溶系统的活性,抑制血栓形成或促进血栓溶解。此类药物亦应早期应用,最好是在发病后 6 小时内,但没有溶栓药物严格,特别适应于合并高纤维蛋白原血症者。目前,国内纤溶药物种类很多,现介绍下面几种。

1.巴曲酶

巴曲酶能分解纤维蛋白原,抑制血栓形成,促进纤溶酶的生成,而纤溶酶是溶解血栓的重要物质。巴曲酶的剂量和用法:第 1 天 10 BU,第 3 天和第 5 天各为 5～10 BU 稀释于 100～250 mL 0.9％氯化钠注射液中,静脉滴注1 小时以上。对治疗前纤维蛋白原在 4 g/L 以上和突发性耳聋(内耳卒中)的患者,首次剂量为 15～20 BU,以后隔天 5 BU,疗程 1 周,必要时可增至 3 周。

2.精纯溶栓酶

精纯溶栓酶是以我国尖吻蝮蛇(又名五步蛇)的蛇毒为原料,经现代生物技术分离、纯化而精制的蛇毒制剂。本品为缬氨酸蛋白水解酶,能直接作用于血中的纤维蛋白 α-链释放出肽 A。此时生成的肽 A 血纤维蛋白体的纤维系统,诱发 t-PA 的释放,增加t-PA 的活性,促进纤溶酶的生成,使已形成的血栓得以迅速溶解。本品不含出血毒素,因此很少引起出血并发症。剂量和用法:首次 10 U 稀释于 100 mL 0.9％氯化钠注射液中缓慢静脉滴注,第 2 天 10 U,第 3 天 5～10 U。必要时可适当延长疗程,1 次 5～10 U,隔天静脉滴注 1 次。

3.降纤酶

降纤酶取材于东北白眉蝮蛇蛇毒,是单一成分蛋白水解酶。剂量和用法:急性缺血性脑卒中,首次 10 U 加入 0.9％氯化钠注射液 100～250 mL 中静脉滴注,以后每天或隔天 1 次,连用 2 周。

4.注射用纤溶酶

从蝮蛇蛇毒中提取纤溶酶并制成制剂,其原理是利用抗体最重要的生物学特性——抗体与抗原能特异性结合,即抗体分子只与其相应的抗原发生结合。纤溶酶单克隆抗体纯化技术,就是用纤溶酶抗体与纤溶酶进行特异性结合,从而达到分离纯化纤溶酶,同时去除蛇毒中的出血毒素和神经毒。剂量和用法:对急性脑梗死(发病后 72 小时内)第 1～3 天每次 300 U 加入 5％葡萄糖注射液或 0.9％氯化钠注射液250 mL 中静脉滴注,第 4～14 天每次 100～300 U。

5.安康乐得

安康乐得是马来西亚一种蝮蛇毒液的提纯物,是一种蛋白水解酶,能迅速有效地降低血纤维蛋白原,并可裂解纤维蛋白肽 A,导致低纤维蛋白血症。剂量和用法:2～5 AU/kg,溶于 250～500 mL 0.9％氯化钠注射液中,6～8 小时静脉滴注完,每天 1 次,连用 7 天。

《中国脑血管病防治指南》建议:①脑梗死早期(特别是 12 小时以内)可选用降纤治疗,高纤维蛋白血症更应积极降纤治疗。②应严格掌握适应证和禁忌证。

(三)抗血小板聚集药

抗血小板聚集药又称血小板功能抑制剂。随着对血栓性疾病发生机制认识的加深,发现血小板在血栓形成中起着重要的作用。近年来,抗血小板聚集药在预防和治疗脑梗死方面越来越引起人们的重视。

抗血小板聚集药主要包括血栓烷 A_2 抑制剂（阿司匹林）、ADP 受体拮抗剂（噻氯匹定、氯吡格雷）、磷酸二酯酶抑制剂（双嘧达莫）、糖蛋白（GP）Ⅱb/Ⅲa 受体拮抗剂和其他抗血小板药物。

1.阿司匹林

阿司匹林是一种强效的血小板聚集抑制剂。阿司匹林抗栓作用的机制，主要是基于对环氧化酶的不可逆性抑制，使血小板内花生四烯酸转化为血栓烷 A_2（TXA_2）受阻，因为 TXA_2 可使血小板聚集和血管平滑肌收缩。在脑梗死发生后，TXA_2 可增加脑血管阻力、促进脑水肿形成。小剂量阿司匹林，可以最大限度地抑制 TXA_2 和最低限度地影响前列环素（PGI_2），从而达到比较理想的效果。

《中国脑血管病防治指南》建议：①多数无禁忌证的未溶栓患者，应在脑卒中后尽早（最好 48 小时内）开始使用阿司匹林。②溶栓患者应在溶栓 24 小时后，使用阿司匹林，或阿司匹林与双嘧达莫缓释剂的复合制剂。③阿司匹林的推荐剂量为 150～300 mg/d，分 2 次服用，2～4 周后改为预防剂量（50～150 mg/d）。

2.氯吡格雷

由于噻氯匹定有明显的不良反应，已基本被淘汰，被第 2 代 ADP 受体拮抗剂氯吡格雷所取代。氯吡格雷和噻氯匹定一样对 ADP 诱导的血小板聚集有较强的抑制作用，对花生四烯酸、胶原、凝血酶、肾上腺素和血小板活化因子诱导的血小板聚集也有一定的抑制作用。与阿司匹林不同的是，它们对 ADP 诱导的血小板第Ⅰ相和第Ⅱ相的聚集均有抑制作用，且有一定的解聚作用。它还可以与红细胞膜结合，降低红细胞在低渗溶液中的溶解倾向，改变红细胞的变形能力。

氯吡格雷和阿司匹林均可作为治疗缺血性脑卒中的一线药物，多项研究都说明氯吡格雷的效果优于阿司匹林。氯吡格雷与阿司匹林合用防治缺血性脑卒中比单用效果更好。氯吡格雷可用于预防颈动脉粥样硬化高危患者急性缺血事件。

氯吡格雷的使用剂量为每次 50～75 mg，每天 1 次。它的不良反应与阿司匹林比较，发生胃肠道出血的风险明显降低，发生腹泻和皮疹的风险略有增加，但明显低于噻氯匹定。主要不良反应有头昏、头胀、恶心、腹泻，偶有出血倾向。氯吡格雷禁用于对本品过敏者及近期有活动性出血者。

3.双嘧达莫

双嘧达莫通过抑制磷酸二酯酶活性，阻止环腺苷酸（cAMP）的降解，提高血小板 cAMP 的水平，具有抗血小板黏附聚集的能力。双嘧达莫已作为预防和治疗冠心病、心绞痛的药物,而用于防治缺血性脑卒中的效果仍有争议。欧洲脑卒中预防研究(ESPS)大宗 RCT 研究认为双嘧达莫与阿司匹林联合防治缺血性脑卒中,疗效是单用阿司匹林或双嘧达莫的 2 倍,并不会导致更多的出血不良反应。

双嘧达莫的不良反应轻而短暂,长期服用可有头痛、头晕、呕吐、腹泻、面红、皮疹和皮肤瘙痒等。

4.血小板糖蛋白(glycoprotein,GP)Ⅱb/Ⅲa 受体拮抗剂

GP Ⅱ b/Ⅲa 受体拮抗剂是一种新型抗血小板药,其通过阻断 GP Ⅱ b/Ⅲa 受体与纤维蛋白原配体的特异性结合,有效抑制各种血小板激活剂诱导的血小板聚集,进而防止血栓形成。GP Ⅱ b/Ⅲa 受体是一种血小板膜蛋白,是血小板活化和聚集反应的最后通路。GP Ⅱ b/Ⅲa 受体拮抗剂能完全抑制血小板聚集反应,是作用最强的抗血小板药。

GP Ⅱ b/Ⅲa 受体拮抗剂分 3 类,即抗体类如阿昔单抗、肽类如依替巴肽和非肽类如替罗非班。这 3 种药物均获美国 FDA 批准应用。

该药还能抑制动脉粥样硬化斑块的其他成分,对预防动脉粥样硬化和修复受损血管壁起重要作用。GP Ⅱ b/Ⅲa 受体拮抗剂在缺血性脑卒中二级预防中的剂量、给药途径、时间、监护措施以及安全性等目前仍在探讨之中。

5.西洛他唑

西洛他唑可抑制磷酸二酯酶(PDE),特别是 PDEⅢ,提高 cAMP 水平,从而起到扩张血管和抗血小板聚集的作用,常用剂量为每次 $50\sim100$ mg,每天 2 次。

有症状颅内动脉狭窄是一个动态变化的过程,西洛他唑有可能防止颅内动脉狭窄的进展。西洛他唑的不良反应可有皮疹、头晕、头痛、心悸、恶心、呕吐,偶有消化道出血、尿路出血等。

6.三氟柳

三氟柳的抗血栓形成作用是通过干扰血小板聚集的多种途径实现的,如不可逆性抑制环氧化酶(CoX)和阻断血栓素 A_2(TXA_2)的形成。三氟柳抑制内皮细胞 CoX 的作用极弱,不影响前列腺素合成。另外,三氟柳及其代谢产物 2-羟基-4-三氟甲基苯甲酸可抑制磷酸二酯酶,增加血小板和内皮细胞内 cAMP 的浓度,增强血小板的抗聚集效应,该药应用于人体时不会延长出血时间。

7.沙格雷酯(Sarpogrelate)

沙格雷酯是 $5\text{-}HT_2$ 受体阻滞剂,具有抑制由 5-HT 增强的血小板聚集作用

和由 5-HT 引起的血管收缩的作用,增加被减少的侧支循环血流量,改善周围循环障碍等。口服沙格雷酯后 1~5 小时即有抑制血小板的聚集作用,可持续 4~6 小时。口服每次 100 mg,每天 3 次。不良反应较少,可有皮疹、恶心、呕吐和胃部灼热感等。

8.曲克芦丁

曲克芦丁能抑制血小板聚集,防止血栓形成,同时能对抗 5-HT、缓激肽引起的血管损伤,增加毛细血管抵抗力,降低毛细血管通透性等。每次 200 mg,每天 3 次,口服;或每次 400~600 mg 加入 5%葡萄糖注射液或 0.9%氯化钠注射液 250~500 mL 中静脉滴注,每天 1 次,可连用 15~30 天。不良反应较少,偶有恶心和便秘。

(四)扩血管治疗

扩张血管药目前仍然是广泛应用的药物,但脑梗死急性期不宜使用,因为脑梗死病灶后的血管处于血管麻痹状态,此时应用血管扩张药,能扩张正常血管,对病灶区的血管不但不能扩张,还要从病灶区盗血,称"偷漏现象"。因此,血管扩张药应在脑梗死发病 2 周后才应用。常用的扩张血管药有以下几种。

1.丁苯酞

每次 200 mg,每天 3 次,口服。偶见恶心,腹部不适,有严重出血倾向者忌用。

2.倍他司汀

每次 20 mg 加入 5%葡萄糖注射液 500 mL 中静脉滴注,每天1 次,连用10~15 天;或每次 8 mg,每天3 次,口服。有些患者会出现恶心、呕吐和皮疹等不良反应。

3.盐酸法舒地尔注射液

每次 60 mg(2 支)加入 5%葡萄糖注射液或 0.9%氯化钠注射液 250 mL 中静脉滴注,每天 1 次,连用 10~14 天。可有一过性颜面潮红、低血压和皮疹等不良反应。

4.丁咯地尔

每次 200 mg 加入 5%葡萄糖注射液或 0.9%氯化钠注射液250~500 mL中,缓慢静脉滴注,每天1 次,连用 10~14 天。可有头痛、头晕、肠胃道不适等不良反应。

5.银杏达莫注射液

每次 20 mL 加入 5%葡萄糖注射液或 0.9%氯化钠注射液 500 mL 中静脉滴

注,每天1次,可连用14天。偶有头痛、头晕、恶心等不良反应。

6.葛根素注射液

每次500 mg加入5%葡萄糖注射液或0.9%氯化钠注射液500 mL中静脉滴注,每天1次,连用14天。少数患者可出现皮肤瘙痒、头痛、头昏、皮疹等不良反应,停药后可自行消失。

7.灯盏花素注射液

每次20 mL(含灯盏花乙素50 g)加入5%葡萄糖注射液或0.9%氯化钠注射液250 mL中静脉滴注,每天1次,连用14天。偶有头痛、头昏等不良反应。

(五)Ca^{2+}通道阻滞剂

Ca^{2+}通道阻滞剂是继β受体阻滞剂之后,脑血管疾病治疗中最重要的进展之一。正常时细胞内Ca^{2+}浓度为10^{-9} mol/L,细胞外Ca^{2+}浓度比细胞内大10 000倍。在病理情况下,Ca^{2+}迅速内流到细胞内,使原有的细胞内外Ca^{2+}平衡破坏,结果造成:①由于血管平滑肌细胞内Ca^{2+}增多,导致血管痉挛,加重缺血、缺氧。②由于大量Ca^{2+}激活ATP酶,使ATP酶加速消耗,结果细胞内能量不足,多种代谢无法维持。③由于大量Ca^{2+}破坏了细胞膜的稳定性,使许多有害物质释放出来。④由于神经细胞内Ca^{2+}陡增,可加速已经衰竭的细胞死亡。使用Ca^{2+}通道阻滞剂的目的在于阻止Ca^{2+}内流到细胞内,阻断上述病理过程。

Ca^{2+}通道阻滞剂改善脑缺血和解除脑血管痉挛的机制可能是:①解除缺血灶中的血管痉挛。②抑制肾上腺素能受体介导的血管收缩,增加脑组织葡萄糖利用率,继而增加脑血流量。③有梗死的半球内血液重新分布,缺血区脑血流量增加,高血流区血流量减少,对临界区脑组织有保护作用。几种常用的Ca^{2+}通道阻滞剂。

1.尼莫地平

尼莫地平为选择性扩张脑血管作用最强的钙通道阻滞剂。口服,每次40 mg,每天3~4次。注射液,每次24 mg,溶于5%葡萄糖注射液1 500 mL中静脉滴注,开始注射时,1 mg/h,若患者能耐受,1小时后增至2 mg/h,每天1次,连续用药10天,以后改用口服。德国Bayer药厂生产的尼莫同(Nimotop),每次口服30~60 mg,每天3次,可连用1个月。注射液开始2小时可按照0.5 mg/h静脉滴注,如果耐受性良好,尤其血压无明显下降时,可增至1 mg/h,连用7~10天后改为口服。该药规格为尼莫同注射液50 mL含尼莫地平10 mg,一般每天静脉滴注10 mg。不良反应比较轻微,口服时可有一过性消化道不适、头晕、嗜睡和皮肤瘙痒等。静脉给药可有血压下降(尤其是治疗前有高血压者)、头痛、头晕、皮肤潮红、多汗、心率减慢或心率加快等。

2.尼卡地平

尼卡地平对脑血管的扩张作用强于外周血管的作用。每次口服 20 mg,每天 3～4 次,连用 1～2 个月。可有胃肠道不适、皮肤潮红等不良反应。

3.氟桂利嗪

氟桂利嗪每次 5～10 mg,睡前服。有嗜睡、乏力等不良反应。

4.桂利嗪

桂利嗪每次口服 25 mg,每天 3 次。有嗜睡、乏力等不良反应。

(六)防治脑水肿

大面积脑梗死、出血性梗死的患者多有脑水肿,应给予降低颅压处理,如床头抬高 30°角、避免有害刺激、解除疼痛、适当吸氧和恢复正常体温等基本处理;有条件行颅内压测定者,脑灌注压应保持在 9.3 kPa(70 mmHg)以上;避免使用低渗和含糖溶液,如脑水肿明显者应快速给予降颅压处理。

1.甘露醇

甘露醇对缩小脑梗死面积与减轻病残有一定的作用。甘露醇除降低颅内压外,还可降低血液黏度、增加红细胞变形性、减少红细胞聚集、减少脑血管阻力、增加灌注压、提高灌注量、改善脑的微循环。同时,还可提高心排血量。每次 125～250 mL 静脉滴注,6 小时 1 次,连用 7～10 天。甘露醇治疗脑水肿疗效快、效果好。不良反应:降颅压有反跳现象,可能引起心力衰竭、肾功能损害、电解质紊乱等。

2.复方甘油注射液

能选择性脱出脑组织中的水分,可减轻脑水肿;在体内参加三羧酸循环代谢后转换成能量,供给脑组织,增加脑血流量,改善脑循环,因而有利于脑缺血病灶的恢复。每天 500 mL 静脉滴注,每天 2 次,可连用 15～30 天。静脉滴注速度应控制在 2 mL/min,以免发生溶血反应。由于要控制静脉滴速,并不能用于急救。有大面积脑梗死的患者,有明显脑水肿甚至发生脑疝,一定要应用足量的甘露醇,或甘露醇与复方甘油同时或交替用药,这样可以维持恒定的降颅压作用和减少甘露醇的用量,从而减少甘露醇的不良反应。

3.七叶皂苷钠注射液

有抗渗出、消水肿、增加静脉张力、改善微循环和促进脑功能恢复的作用。每次 25 mg 加入 5%葡萄糖注射液或 0.9%氯化钠注射液 250～500 mL 中静脉滴注,每天 1 次,连用 10～14 天。

4.手术减压治疗

主要适用于恶性大脑中动脉(MCA)梗死和小脑梗死。

(七)提高血氧和辅助循环

高压氧是有价值的辅助疗法,在脑梗死的急性期和恢复期都有治疗作用。最近研究提示,脑广泛缺血后,纠正脑的乳酸中毒或脑代谢产物积聚,可恢复神经功能。高压氧向脑缺血区域弥散,可使这些区域的细胞在恢复正常灌注前得以生存,从而减轻缺血缺氧后引起的病理改变,保护受损的脑组织。

(八)神经细胞活化剂

据一些药物实验研究报告,这类药物有一定的营养神经细胞和促进神经细胞活化的作用,但确切的效果,尚待进一步大宗临床验证和评价。

1.胞磷胆碱

参与体内卵磷脂的合成,有改善脑细胞代谢的作用和促进意识的恢复。每次 750 mg 加入 5% 葡萄糖注射液 250 mL 中静脉滴注,每天 1 次,连用 15～30 天。

2.三磷酸胞苷二钠

主要药效成分是三磷酸胞苷,该物质不仅能直接参与磷脂与核酸的合成,而且还间接参与磷脂与核酸合成过程中的能量代谢,有神经营养、调节物质代谢和抗血管硬化的作用。每次 60～120 mg 加入 5% 葡萄糖注射液 250 mL 中静脉滴注,每天 1 次,可连用 10～14 天。

3.小牛血去蛋白提取物

小牛血去蛋白提取物是一种小分子肽、核苷酸和寡糖类物质,不含蛋白质和致热原。爱维治可促进细胞对氧和葡萄糖的摄取和利用,使葡萄糖的无氧代谢转向为有氧代谢,使能量物质生成增多,延长细胞生存时间,促进组织细胞代谢、功能恢复和组织修复。每次 1 200～1 600 mg 加入 5% 葡萄糖注射液 500 mL 中,静脉滴注,每天 1 次,可连用 15～30 天。

4.依达拉奉

依达拉奉是一种自由基清除剂,有抑制脂自由基的生成、抑制细胞膜脂质过氧化连锁反应及抑制自由基介导的蛋白质、核酸不可逆的破坏作用,是一种脑保护药物。每次 30 mg 加入 5% 葡萄糖注射液 250 mL 中静脉滴注,每天 2 次,连用 14 天。

(九)其他内科治疗

1.调节和稳定血压

急性脑梗死患者的血压检测和治疗是一个存在争议的领域。因为血压偏低会减少脑血流灌注,加重脑梗死。在急性期,患者会出现不同程度的血压升高。原因是多方面的,如脑卒中后的应激反应、膀胱充盈、疼痛及机体对脑缺氧和颅内压升高的代偿反应等,且其升高的程度与脑梗死病灶大小和部位、疾病前是否患高血压有关。脑梗死早期的高血压处理取决于血压升高的程度及患者的整体情况。美国脑卒中学会(ASA)和欧洲脑卒中促进会(EUSI)都赞同:收缩压超过29.3 kPa(220 mmHg)或舒张压超过16.0 kPa(120 mmHg)以上,则应给予谨慎缓慢降压治疗,并严密观察血压变化,防止血压降得过低。然而有一些脑血管治疗中心,主张只有在出现下列情况才考虑降压治疗,如合并夹层动脉瘤、肾衰竭、心脏衰竭及高血压脑病时。但在溶栓治疗时,需及时降压治疗,应避免收缩压>24.0 kPa(185 mmHg),以防止继发性出血。降压推荐使用微输液泵静脉注射硝普钠,可迅速、平稳地降低血压至所需水平,也可用利喜定(压宁定)、卡维地洛等。血压过低对脑梗死不利,应适当提高血压。

2.控制血糖

糖尿病是脑卒中的危险因素之一,并可加重急性脑梗死和局灶性缺血再灌注损伤。欧洲脑卒中组织(ESO)《缺血性脑卒中和短暂性脑缺血发作处理指南》[欧洲脑卒中促进会(EUSI),2008年]指出,已证实急性脑卒中后高血糖与大面积脑梗死、皮质受累及其功能转归不良有关,但积极降低血糖能否改善患者的临床转归,尚缺乏足够证据。如果过去没有糖尿病史,只是急性脑卒中后血糖应激性升高,则不必应用降糖措施,只需输液中尽量不用葡萄糖注射液似可降低血糖水平;有糖尿病史的患者必须同时应用降糖药适当控制高血糖;血糖超过10 mmol/L(180 mg/dL)时需降糖处理。

3.心脏疾病的防治

对并发心脏疾病的患者要采取相应防治措施,如果要应用甘露醇脱水治疗,则必须加用呋塞米以减少心脏负荷。

4.防治感染

对有吞咽困难或意识障碍的脑梗死患者,常常容易合并肺部感染,应给予相应抗生素和止咳化痰药物,必要时行气管切开,有利吸痰。

5.保证营养和水、电解质的平衡

特别是对有吞咽困难和意识障碍的患者,应采用鼻饲,保证营养、水与电解

质的补充。

6.体温管理

在实验室脑卒中模型中,发热与脑梗死体积增大和转归不良有关。体温升高可能是中枢性高热或继发感染的结果,均与临床转归不良有关。应积极迅速找出感染灶并予以适当治疗,并可使用乙酰氨基酚进行退热治疗。

(十)康复治疗

脑梗死患者只要生命体征稳定,应尽早开始康复治疗,主要目的是促进神经功能的恢复。早期进行瘫痪肢体的功能锻炼和语言训练,防止关节挛缩和足下垂,可采用针灸、按摩、理疗和被动运动等措施。

七、预后与预防

(一)预后

如果得到及时的治疗,特别是能及时在卒中单元获得早期溶栓疗法等系统规范的中西医结合治疗,可提高疗效,减少致残率,30%～50%的患者能自理生活,甚至恢复工作能力。

(二)预防

1.一级预防

一级预防是指发病前的预防,即通过早期改变不健康的生活方式,积极主动地控制危险因素,从而达到使脑血管疾病不发生或发病年龄推迟的目的。从流行病学角度看,只有一级预防才能降低人群发病率,所以对于病死率及致残率很高的脑血管疾病来说,重视并加强开展一级预防的意义远远大于二级预防。

对血栓形成性脑梗死的危险因素及其干预管理有下述几方面:服用降血压药物,有效控制高血压,防治心脏病,冠心病患者应服用小剂量阿司匹林,定期监测血糖和血脂,合理饮食和应用降糖药物和降脂药物,不抽烟、不酗酒,对动脉狭窄患者及无症状颈内动脉狭窄患者一般不推荐手术治疗或血管内介入治疗,对重度颈动脉狭窄(≥70%)的患者在有条件的医院可以考虑行颈动脉内膜切除术或血管内介入治疗。

2.二级预防

脑卒中首次发病后应尽早开展二级预防工作,可预防或降低再次发生率。二级预防有下述几个方面:首先要对第1次发病机制正确评估,管理和控制血压、血糖、血脂和心脏病,应用抗血小板聚集药物,颈内动脉狭窄的干预同一级预防,有效降低同型半胱氨酸水平等。

第四节　腔隙性脑梗死

腔隙性脑梗死是指大脑半球深部白质和脑干等中线部位,由直径为 $100\sim400\ \mu m$ 的穿支动脉血管闭塞导致的脑梗死。所引起的病灶为 $0.5\sim15.0\ mm^3$ 的梗死灶。大多由大脑前动脉、大脑中动脉、前脉络膜动脉和基底动脉的穿支动脉闭塞所引起。脑深部穿动脉闭塞导致相应灌注区脑组织缺血、坏死、液化,由吞噬细胞将该处组织移走而形成小腔隙。好发于基底节、丘脑、内囊、脑桥的大脑皮质贯通动脉供血区。反复发生多个腔隙性脑梗死,称多发性腔隙性脑梗死。临床引起相应的综合征,常见的有纯运动性轻偏瘫、纯感觉性卒中、构音障碍-手笨拙综合征、共济失调性轻偏瘫和感觉运动性卒中。高血压和糖尿病是主要原因,特别是高血压尤为重要。腔隙性脑梗死占脑梗死的 $20\%\sim30\%$ 。

一、病因与发病机制

(一)病因

真正的病因和发病机制尚未完全清楚,但与下列因素有关。

1.高血压

长期高血压作用于小动脉及微小动脉壁,致脂质透明变性,管腔闭塞,产生腔隙性病变。舒张压增高是多发性腔隙性脑梗死的常见原因。

2.糖尿病

糖尿病时血浆低密度脂蛋白及极低密度脂蛋白的浓度增高,引起脂质代谢障碍,促进胆固醇合成,从而加速、加重动脉硬化的形成。

3.微栓子(无动脉病变)

各种类型小栓子阻塞小动脉导致腔隙性脑梗死,如胆固醇、红细胞增多症、纤维蛋白等。

4.血液成分异常

如红细胞增多症、血小板增多症和高凝状态,也可导致发病。

(二)发病机制

腔隙性脑梗死的发病机制还不完全清楚。微小动脉粥样硬化被认为是症状性腔隙性脑梗死常见的发病机制。在慢性高血压患者中,在粥样硬化斑为100～400 μm的小动脉中,也能发现动脉狭窄和闭塞。颈动脉粥样斑块,尤其是多发性斑块,可能会导致腔隙性脑梗死;脑深部穿动脉闭塞,导致相应灌注区脑组织缺血、坏死,由吞噬细胞将该处脑组织移走,遗留小腔,因而导致该部位神经功能缺损。

二、病理

腔隙性脑梗死灶呈不规则圆形、卵圆形或狭长形。累及管径在 100～400 μm的穿动脉,梗死部位主要在基底节(特别是壳核和丘脑)、内囊和脑桥的白质。大多数腔隙性脑梗死位于豆纹动脉分支、大脑后动脉的丘脑深穿支、基底动脉的旁中央支供血区。阻塞常发生在深穿支的前半部分,因而梗死灶均较小,大多数直径为0.2～15 mm。病变血管可见透明变性、玻璃样脂肪变、玻璃样小动脉坏死、血管壁坏死和小动脉硬化等。

三、临床表现

本病常见于40～60岁以上的中老年人。腔隙性脑梗死患者中高血压的发病率约为75%,糖尿病的发病率为25%～35%,有 TIA 史者约有20%。

(一)症状和体征

临床症状一般较轻,体征单一,一般无头痛、颅内高压症状和意识障碍。由于病灶小,又常位于脑的静区,故许多腔隙性脑梗死在临床上无症状。

(二)临床综合征

Fisher 根据病因、病理和临床表现,归纳为 21 种综合征,常见的有以下几种。

1.纯运动性轻偏瘫(pure motor hemiparesis,PMH)

最常见,约占60%,有病灶对侧轻偏瘫,而不伴失语、感觉障碍和视野缺损,病灶多在内囊和脑干。

2.纯感觉性卒中(pure sensory stroke,PSS)

约占10%,表现为病灶对侧偏身感觉障碍,也可伴有感觉异常,如麻木、烧灼和刺痛感。病灶在丘脑腹后外侧核或内囊后肢。

3.构音障碍-手笨拙综合征(dysarthric-clumsy hand syndrome,DCHS)

约占 20%,表现为构音障碍、吞咽困难,病灶对侧轻度中枢性面、舌瘫,手的精细运动欠灵活,指鼻试验欠稳。病灶在脑桥基底部或内囊前肢及膝部。

4.共济失调性轻偏瘫(ataxic-hemiparesis,AH)

病灶同侧共济失调和病灶对侧轻偏瘫,下肢重于上肢,伴有锥体束征。病灶多在放射冠汇集至内囊处,或脑桥基底部皮质脑桥束受损所致。

5.感觉运动性卒中(sensorimotor stroke,SMS)

少见,以偏身感觉障碍起病,再出现轻偏瘫,病灶位于丘脑腹后核及邻近内囊后肢。

6.腔隙状态

由 Marie 提出,由于多次腔隙性脑梗死后,有进行性加重的偏瘫、严重的精神障碍、痴呆、平衡障碍、二便失禁、假性延髓性麻痹、双侧锥体束征和类帕金森综合征等。近年由于有效控制血压及治疗的进步,现在已很少见。

四、辅助检查

(一)神经影像学检查

1.颅脑 CT

非增强 CT 扫描显示为基底节区或丘脑呈卵圆形低密度灶,边界清楚,直径为 10~15 mm。由于病灶小,占位效应轻微,一般仅为相邻脑室局部受压,多无中线移位,梗死密度随时间逐渐减低,4 周后接近脑脊液密度,并出现萎缩性改变。增强扫描于梗死后 3 天至 1 个月可能发生均一或斑块性强化,以 2~3 周明显,待达到脑脊液密度时,则不再强化。

2.颅脑 MRI

MRI 显示比 CT 优越,尤其是对脑桥的腔隙性脑梗死和新旧腔隙性脑梗死的鉴别有意义,增强后能提高阳性率。颅脑 MRI 检查在 T_2W 像上显示高信号,是小动脉阻塞后新的或陈旧的病灶。T_1WI 和 T_2WI 分别表现为低信号和高信号斑点状或斑片状病灶,呈圆形、椭圆形或裂隙形,最大直径常为数毫米,一般不超过 1 cm。急性期 T_1WI 的低信号和 T_2WI 的高信号,常不及慢性期明显,由于水肿的存在,使病灶看起来常大于实际梗死灶。注射造影剂后,T_1WI 急性期、亚急性期和慢性期病灶显示增强,呈椭圆形、圆形,也可呈环形。

3.CT 血管成像(CTA)、磁共振血管成像(MRA)

了解颈内动脉有无狭窄及闭塞程度。

(二)超声检查

经颅多普勒超声(TCD)了解颈内动脉狭窄及闭塞程度。三维B超检查,了解颈内动脉粥样硬化斑块的大小和厚度。

(三)血液学检查

了解有无糖尿病和高脂血症等。

五、诊断与鉴别诊断

(一)诊断

(1)中老年人发病,多数患者有高血压病史,部分患者有糖尿病史或TIA史。

(2)急性或亚急性起病,症状比较轻,体征比较单一。

(3)临床表现符合 Fisher 描述的常见综合征之一。

(4)颅脑 CT 或 MRI 发现与临床神经功能缺损一致的病灶。

(5)预后较好,恢复较快,大多数患者不遗留后遗症状和体征。

(二)鉴别诊断

1.小量脑出血

均为中老年发病,有高血压和急起的偏瘫和偏身感觉障碍。但小量脑出血头颅 CT 显示高密度灶即可鉴别。

2.脑囊虫病

CT 均表现为低信号病灶。但是,脑囊虫病 CT 呈多灶性、小灶性和混合灶性病灶,临床表现常有头痛和癫痫发作,血和脑脊液囊虫抗体阳性,可供鉴别。

六、治疗

(一)抗血小板聚集药物

抗血小板聚集药物是预防和治疗腔隙性脑梗死的有效药物。

1.肠溶阿司匹林(或拜阿司匹林)

每次 100 mg,每天 1 次,口服,可连用 6~12 个月。

2.氯吡格雷

每次 50~75 mg,每天 1 次,口服,可连用半年。

3.西洛他唑

每次 50~100 mg,每天 2 次,口服。

4.曲克芦丁

每次 200 mg，每天 3 次，口服；或每次 400～600 mg 加入 5％葡萄糖注射液或 0.9％氯化钠注射液500 mL中静脉滴注，每天 1 次，可连用 20 天。

(二)钙通道阻滞剂

1.氟桂利嗪

每次 5～10 mg，睡前口服。

2.尼莫地平

每次 20～30 mg，每天 3 次，口服。

3.尼卡地平

每次 20 mg，每天 3 次，口服。

(三)血管扩张药

1.丁苯酞

每次 200 mg，每天 3 次，口服。偶见恶心、腹部不适，有严重出血倾向者忌用。

2.丁咯地尔

每次 200 mg 加入 5％葡萄糖注射液或 0.9％氯化钠注射液 250 mL 中静脉滴注，每天 1 次，连用10～14 天；或每次 200 mg，每天 3 次，口服。可有头痛、头晕、恶心等不良反应。

3.倍他司汀

每次 6～12 mg，每天 3 次，口服。可有恶心、呕吐等不良反应。

(四)内科病的处理

有效控制高血压、糖尿病、高脂血症等，坚持药物治疗，定期检查血压、血糖、血脂、心电图和有关血液流变学指标。

七、预后与预防

(一)预后

Marie 和 Fisher 认为腔隙性脑梗死一般预后良好，下述几种情况影响本病的预后：

(1)梗死灶的部位和大小，如腔隙性脑梗死发生在脑的重要部位——脑桥和丘脑，以及大的和多发性腔隙性脑梗死者预后不良。

(2)有反复 TIA 发作，有高血压、糖尿病和严重心脏病(缺血性心脏病、心房颤动、心脏瓣膜病等),症状没有得到很好控制者预后不良。据报道,1 年内腔隙性脑梗死的复发率为 10%～18%;腔隙性脑梗死,特别是多发性腔隙性脑梗死半年后约有 23% 的患者发展为血管性痴呆。

（二）预防

控制高血压、防治糖尿病和 TIA 是预防腔隙性脑梗死发生和复发的关键。

(1)积极处理危险因素。①血压的调控:长期高血压是腔隙性脑梗死主要的危险因素之一。在降血压药物方面无统一规定应用的药物。选用降血压药物的原则是既要有效和持久的降低血压,又不至于影响重要器官的血流量。可选用钙离子通道阻滞剂,如硝苯地平缓释片,每次 20 mg,每天 2 次,口服;或尼莫地平,每次 30 mg,每天 1 次,口服。也可选用血管紧张素转换酶抑制剂(ACEI),如卡托普利,每次12.5～25 mg,每天 3 次,口服;或贝拉普利,每次5～10 mg,每天1 次,口服。②调控血糖:糖尿病也是腔隙性脑梗死主要的危险因素之一。要积极控制血糖,注意饮食与休息。③调控高血脂:可选用辛伐他汀,每次 10～20 mg,每天 1 次,口服;或洛伐他汀,每次20～40 mg,每天 1～2 次,口服。④积极防治心脏病:要减轻心脏负荷,避免或慎用增加心脏负荷的药物,注意补液速度及补液量;对有心肌缺血、心肌梗死者应在心血管内科医师的协助下进行药物治疗。

(2)可以较长时期应用抗血小板聚集药物,如阿司匹林、氯吡格雷等活血化瘀药物。

(3)生活规律,心情舒畅,饮食清淡,适宜的体育锻炼。

第五节 脑栓塞

脑栓塞以前称栓塞性脑梗死,是指来自身体各部位的栓子,经颈动脉或椎动脉进入颅内,阻塞脑部血管,中断血流,导致该动脉供血区域的脑组织缺血缺氧而软化坏死及相应的脑功能障碍。临床表现出相应的神经系统功能缺损症状和体征,如急骤起病的偏瘫、偏身感觉障碍和偏盲等。大面积脑梗死还有颅内高压症状,严重时可发生昏迷和脑疝。脑栓塞约占脑梗死的 15%。

一、病因与发病机制

(一)病因

脑栓塞按其栓子来源不同,可分为心源性脑栓塞、非心源性脑栓塞及来源不明的脑栓塞。心源性栓子占脑栓塞的 60%～75%。

1.心源性

风湿性心脏病引起的脑栓塞,占整个脑栓塞的 50% 以上。二尖瓣狭窄或二尖瓣狭窄合并闭锁不全者最易发生脑栓塞,因二尖瓣狭窄时,左心房扩张,血流缓慢瘀滞,又有涡流,易于形成附壁血栓,血流的不规则更易使之脱落成栓子,故心房颤动时更易发生脑栓塞。慢性心房颤动是脑栓塞形成最常见的原因。其他还有心肌梗死、心肌病的附壁血栓,以及细菌性心内膜炎时瓣膜上的炎性赘生物脱落、心脏黏液瘤和心脏手术等病因。

2.非心源性

主动脉以及发出的大血管粥样硬化斑块和附着物脱落引起的血栓栓塞也是脑栓塞的常见原因。另外,还有炎症的脓栓、骨折的脂肪栓、人工气胸和气腹的空气栓、癌栓、虫栓和异物栓等。还有来源不明的栓子等。

(二)发病机制

各个部位的栓子通过颈动脉系统或椎动脉系统时,栓子阻塞血管的某一分支,造成缺血、梗死和坏死,产生相应的临床表现;还有栓子造成远端的急性供血中断,该区脑组织发生缺血性变性、坏死及水肿;另外,由于栓子的刺激,该段动脉和周围小动脉反射性痉挛,结果不仅造成该栓塞的动脉供血区的缺血,同时因其周围的动脉痉挛,进一步加重脑缺血损害的范围。

二、病理

脑栓塞的病理改变与脑血栓形成基本相同。但是,有以下几点不同:①脑栓塞的栓子与动脉壁不粘连;而脑血栓形成是在动脉壁上形成的,所以栓子与动脉壁粘连不易分开。②脑栓塞的栓子可以向远端移行,而脑血栓形成的栓子不能。③脑栓塞所致的梗死灶,有 60% 以上合并出血性梗死;脑血栓形成所致的梗死灶合并出血性梗死较少。④脑栓塞往往为多发病灶,脑血栓形成常为一个病灶。另外,炎性栓子可见局灶性脑炎或脑脓肿,寄生虫栓子在栓塞处可发现虫体或虫卵。

三、临床表现

(一)发病年龄

风湿性心脏病引起者以中青年为多,冠心病及大动脉病变引起者以中老年人为多。

(二)发病情况

发病急骤,在数秒钟或数分钟之内达高峰,是所有脑卒中发病最快者,有少数患者因反复栓塞可在数天内呈阶梯式加重。一般发病无明显诱因,安静和活动时均可发病。

(三)症状与体征

约有 4/5 的脑栓塞发生于前循环,特别是大脑中动脉,病变对侧出现偏瘫、偏身感觉障碍和偏盲,优势半球病变还有失语。癫痫发作很常见,因大血管栓塞,常引起脑血管痉挛,有部分性发作或全面性发作。椎-基底动脉栓塞约占 1/5,起病有眩晕、呕吐、复视、交叉性瘫痪、共济失调、构音障碍和吞咽困难等。栓子进入一侧或两侧大脑后动脉有同向性偏盲或皮质盲。基底动脉主干栓塞会导致昏迷、四肢瘫痪,可引起闭锁综合征及基底动脉尖综合征。

心源性栓塞患者有心慌、胸闷、心律不齐和呼吸困难等。

四、辅助检查

(一)胸部 X 线检查

可发现心脏肥大。

(二)心电图检查

可发现陈旧或新鲜心肌梗死、心律失常等。

(三)超声心动图检查

超声心动图检查是评价心源性脑栓塞的重要依据之一,能够显示心脏立体解剖结构,包括瓣膜反流和运动、心室壁的功能和心腔内的肿块。

(四)多普勒超声检查

有助于测量血流通过狭窄瓣膜的压力梯度及狭窄的严重程度。彩色多普勒超声血流图可检测瓣膜反流程度并可研究与血管造影的相关性。

(五)经颅多普勒超声(TCD)

TCD 可检测颅内血流情况,评价血管狭窄的程度及闭塞血管的部位,也可检测动脉粥样硬化的斑块及微栓子的部位。

(六)神经影像学检查

头颅 CT 和 MRI 检查可显示缺血性梗死和出血性梗死改变。合并出血性梗死高度支持脑栓塞的诊断,许多患者继发出血性梗死临床症状并未加重,发病 3～5 天内复查 CT 可早期发现继发性梗死后出血。早期脑梗死 CT 难于发现,常规 MRI 假阳性率较高,MRI 弥散成像(DWI)和灌注成像(PWI)可以发现超急性期脑梗死。磁共振血管成像(MRA)是一种无创伤性显示脑血管狭窄或阻塞的方法,造影特异性较高。数字减影血管造影(DSA)可更好地显示脑血管狭窄的部位、范围和程度。

(七)腰椎穿刺脑脊液检查

脑栓塞引起的大面积脑梗死可有压力增高和蛋白含量增高。出血性脑梗死时可见红细胞。

五、诊断与鉴别诊断

(一)诊断

(1)多为急骤发病。

(2)多数无前驱症状。

(3)一般意识清楚或有短暂意识障碍。

(4)有颈内动脉系统或椎-基底动脉系统症状和体征。

(5)腰椎穿刺脑脊液检查一般不应含血,若有红细胞可考虑出血性脑栓塞。

(6)栓子的来源可为心源性或非心源性,也可同时伴有脏器栓塞症状。

(7)头颅 CT 和 MRI 检查有梗死灶或出血性梗死灶。

(二)鉴别诊断

1.血栓形成性脑梗死

均为急性起病的偏瘫、偏身感觉障碍,但血栓形成性脑梗死发病较慢,短期内症状可逐渐进展,一般无心房颤动等心脏病症状,头颅 CT 很少有出血性梗死灶,以资鉴别。

2.脑出血

均为急骤起病的偏瘫,但脑出血多数有高血压、头痛、呕吐和意识障碍,头颅 CT 为高密度灶可以鉴别。

六、治疗

(一)抗凝治疗

对抗凝治疗预防心源性脑栓塞复发的利弊,仍存在争议。有的学者认为脑栓塞容易发生出血性脑梗死和大面积脑梗死,可有明显的脑水肿,所以在急性期不主张应用较强的抗凝药物,以免引起出血性梗死,或并发脑出血及加重脑水肿。也有学者认为,抗凝治疗是预防随后再发栓塞性脑卒中的重要手段。心房颤动或有再栓塞风险的心源性病因、动脉夹层或动脉高度狭窄的患者,可应用抗凝药物预防再栓塞。栓塞复发的高风险可完全抵消发生出血的风险。常用的抗凝药物有以下几种。

1.肝素

有妨碍凝血活酶的形成作用;能增强抗凝血酶、中和活性凝血因子及纤溶酶;还有消除血小板的凝集作用,通过抑制透明质酸酶的活性而发挥抗凝作用。肝素每次 12 500～25 000 U(100～200 mg)加入 5%葡萄糖注射液或 0.9%氯化钠注射液 1 000 mL 中,缓慢静脉滴注或微泵注入,以每分钟 10～20 滴为宜,维持48 小时,同时第 1 天开始口服抗凝药。

有颅内出血、严重高血压、肝肾功能障碍、消化道溃疡、急性细菌性心内膜炎和出血倾向者禁用。根据部分凝血活酶时间(APTT)调整剂量,维持治疗前APTT 值的 1.5～2.5 倍,及时检测凝血活酶时间及活动度。用量过大,可导致严重自发性出血。

2.那曲肝素钙

那曲肝素钙又名低分子肝素钙,是一种由普通肝素通过硝酸分解纯化而得到的低分子肝素钙盐,其平均分子量为 4 500。目前认为低分子肝素钙是通过抑制凝血酶的生长而发挥作用。另外,还可溶解血栓和改善血流动力学。对血小板的功能影响明显小于肝素,很少引起出血并发症。因此,那曲肝素钙是一种比较安全的抗凝药。每次4 000～5 000 U(WHO 单位),腹部脐下外侧皮下垂直注射,每天1～2 次,连用 7～10 天,注意不能用于肌内注射。可能引起注射部位出血性瘀斑、皮下瘀血、血尿和过敏性皮疹。

3.华法林

华法林为香豆素衍生物钠盐,通过拮抗维生素 K 的作用,使凝血因子Ⅱ、Ⅶ、Ⅸ和Ⅹ的前体物质不能活化,在体内发挥竞争性的抑制作用,为一种间接性的中效抗凝剂。第 1 天给予 5～10 mg 口服,第 2 天半量;第3 天根据复查的凝血酶原时间及活动度结果调整剂量,凝血酶原活动度维持在 25%～40%给予维持剂量,一般维持量为每天 2.5～5 mg,可用 3～6 个月。不良反应可有牙龈出血、血尿、发热、恶心、呕吐、腹泻等。

(二)脱水降颅压药物

脑栓塞患者常为大面积脑梗死、出血性脑梗死,常有明显脑水肿,甚至发生脑疝的危险,对此必须立即应用降颅压药物。心源性脑栓塞应用甘露醇可增加心脏负荷,有引起急性肺水肿的风险。20%甘露醇每次只能给 125 mL 静脉滴注,每天 4～6 次。为增强甘露醇的脱水力度,同时必须加用呋塞米,每次 40 mg 静脉注射,每天 2 次,可减轻心脏负荷,达到保护心脏的作用,保证甘露醇的脱水治疗;甘油果糖每次250～500 mL缓慢静脉滴注,每天 2 次。

(三)扩张血管药物

1.丁苯酞

每次 200 mg,每天 3 次,口服。

2.葛根素注射液

每次 500 mg 加入 5%葡萄糖注射液或 0.9%氯化钠注射液 250 mL 中静脉滴注,每天 1 次,可连用10～14 天。

3.复方丹参注射液

每次 2 支(4 mL)加入 5%葡萄糖注射液或 0.9%氯化钠注射液 250 mL 中静脉滴注,每天 1 次,可连用 10～14 天。

4.川芎嗪注射液

每次 100 mg 加入 5%葡萄糖注射液或 0.9%氯化钠注射液 250 mL 中静脉滴注,每天 1 次,可连用10～15 天,有脑水肿和出血倾向者忌用。

(四)抗血小板聚集药物

早期暂不应用,特别是已有出血性梗死者急性期不宜应用。当急性期过后,为预防血栓栓塞的复发,可较长期应用阿司匹林或氯吡格雷。

(五)原发病治疗

对感染性心内膜炎(亚急性细菌性心内膜炎),在病原菌未培养出来时,给予青霉素每次 320 万～400 万 U 加入 5%葡萄糖注射液或 0.9%氯化钠注射液 250 mL中静脉滴注,每天 4～6 次;已知病原微生物,对青霉素敏感的首选青霉素,对青霉素不敏感者选用头孢曲松钠,每次 2 g 加入 5%葡萄糖注射液 250～500mL 中静脉滴注,12 小时滴完,每天 2 次。对青霉素过敏和过敏体质者慎用,对头孢菌素类药物过敏者禁用。对青霉素和头孢菌素类抗生素不敏感者可应用去甲万古霉素,30 mg/(kg·d),分 2 次静脉滴注,每 0.8 g 药物至少加200 mL 液体,在 1 小时以上时间内缓慢滴入,可用4～6 周,24 小时内最大剂量不超过 2 g,此药有明显的耳毒性和肾毒性。

七、预后与预防

(一)预后

脑栓塞急性期病死率为 5%～15%,多死于严重脑水肿、脑疝。心肌梗死引起的脑栓塞预后较差,多遗留严重的后遗症。如栓子来源不消除,半数以上患者可能复发,约 2/3 在 1 年内复发,复发的病死率更高。10%～20% 的脑栓塞患者可能在病后 10 天内发生第 2 次栓塞,病死率极高。栓子较小、症状较轻、及时治疗的患者,神经功能障碍可以部分或完全缓解。

(二)预防

最重要的是预防脑栓塞的复发。目前认为对于心房颤动、心肌梗死、二尖瓣脱垂患者可首选华法林作为二级预防的药物,阿司匹林也有效,但效果低于华法林。华法林的剂量一般为每天2.5～3.0 mg,老年人每天 1.5～2.5 mg,并可采用国际标准化比值(INR)为标准进行治疗,既可获效,又可减少出血的危险性。1993 年,欧洲 13 个国家 108 个医疗中心联合进行了一组临床试验,共入选1 007 例非风湿性心房颤动发生 TIA 或小卒中的患者,分为3组,一组应用香豆素,一组用阿司匹林,另一组用安慰剂,随访2～3 年,计算脑卒中或其他部位栓塞的发生率。结果发现应用香豆素组每年可减少 9% 脑卒中发生率,阿司匹林组减少 4%。前者出血发生率为 2.8%(每年),后者为 0.9%(每年)。

关于脑栓塞发生后何时开始应用抗凝剂仍有不同看法。有的学者认为过早应用可增加出血的危险性,因此建议发病后数周再开始应用抗凝剂比较安全。据临床研究结果表明,高血压是引起出血的主要危险因素,如能严格控制高血压,华法林的剂量强度控制在 INR 2.0～3.0 之间,则其出血发生率可以降低。因此,目前认为华法林可以作为某些心源性脑栓塞的预防药物。

第三章　中枢神经感染性疾病

第一节　急性细菌性脑膜炎

急性细菌性脑膜炎引起脑膜、脊髓膜和脑脊液化脓性炎性改变，又称急性化脓性脑膜炎，多种细菌如流感嗜血杆菌、肺炎链球菌、脑膜炎萘瑟菌为最常见的引起急性脑膜炎者。

一、临床表现

（一）一般症状和体征

呈急性或暴发性发病，病前常有上呼吸道感染、肺炎和中耳炎等其他系统感染。患者的症状、体征可因具体情况表现不同，成人多见发热、剧烈头痛、恶心、呕吐和畏光、颈强直、凯尔尼格征和布鲁津斯征等，严重时出现不同程度的意识障碍，如嗜睡、精神错乱或昏迷。患者出现脑膜炎症状前，如患有其他系统较严重的感染性疾病，并已使用抗生素，但所用抗生素剂量不足或不敏感，患者可能只以亚急性起病的意识水平下降作为脑膜炎的唯一症状。

婴幼儿和老年人患细菌性脑膜炎时脑膜刺激征可表现不明显或完全缺如，婴幼儿临床只表现发热、易激惹、昏睡和喂养不良等非特异性感染症状，老年人可因其他系统疾病掩盖脑膜炎的临床表现，须高度警惕，需腰椎穿刺方可确诊。

脑膜炎萘瑟菌脑膜炎可出现暴发型脑膜脑炎，是因脑部微血管先痉挛后扩张，大量血液聚积和炎性细胞渗出，导致严重脑水肿和颅内压增高。暴发型脑膜炎的病情进展极为迅速，患者于发病数小时内死亡。华-佛综合征发生于 10%～20% 的患者，表现为融合成片的皮肤瘀斑、休克及肾上腺皮质出血，多合并弥散性血管内凝血（DIC），皮肤瘀斑首先见于手掌和脚掌，可能是免疫复合体沉积的结果。

(二)非脑膜炎体征

如可发现紫癜和瘀斑,被认为是脑膜炎萘瑟菌感染疾病的典型体征,发现心脏杂音应考虑心内膜炎的可能,应进一步检查,特别是血培养发现肺炎链球菌和金黄色葡萄球菌时更应注意:蜂窝织炎,鼻窦炎,肺炎,中耳炎和化脓性关节炎;面部感染。

(三)神经系统并发症

细菌性脑膜炎病程中可出现局限性神经系统症状和体征。

1.神经麻痹

炎性渗出物在颅底积聚和药物毒性反应可造成多数脑神经麻痹,特别是前庭耳蜗损害,以展神经和面神经多见。

2.脑皮质血管炎性改变和闭塞

表现为轻偏瘫、失语和偏盲。可于病程早期或晚期脑膜炎性病变过程结束时发生。

3.癫痫发作

局限和全身性发作皆可见。包括局限性脑损伤、发热、低血糖、电解质紊乱(如低血钠)、脑水肿和药物的神经毒性(如青霉素和亚胺培南),均可能为其原因。癫痫发作在疾病后期脑膜炎经处理已控制的情况下出现,则意味着患者存有继发性症状。

4.急性脑水肿

细菌性脑膜炎可出现脑水肿和颅内压增高,严重时可导致脑疝。颅内压增高必须积极处理,如给予高渗脱水剂,抬高头部,过度换气和必要时脑室外引流。

5.其他

脑血栓形成和颅内静脉窦血栓形成,硬膜下积脓和硬膜下积液,脑脓肿形成甚或破裂。长期的后遗症除神经系统功能异常外,10%～20%的患者还可出现精神和行为障碍,以及认知功能障碍。少数儿童患者还可遗留有发育障碍。

二、诊断要点

(一)诊断

根据患者呈急性或暴发性发病,表现为高热、寒战、头痛、呕吐、皮肤瘀点或瘀斑等全身性感染中毒症状,颈强直及 Kernig 征等,可伴动眼神经、展神经和面神经麻痹,严重病例出现嗜睡、昏迷等不同程度的意识障碍,脑脊液培养发现致病菌方能确诊。

(二)辅助检查

1.外周血象

白细胞增高和核左移,红细胞沉降率增高。

2.血培养

应作为常规检查,常见病原菌感染阳性率可达75%,若在使用抗生素2小时内腰椎穿刺,脑脊液培养不受影响。

3.腰椎穿刺和脑脊液检查

本检查是细菌性脑膜炎诊断的金指标,可判断严重程度、预后及观察疗效,腰椎穿刺对细菌性脑膜炎几乎无禁忌证,相对禁忌证包括严重颅内压增高、意识障碍等;典型 CSF 为脓性或浑浊外观,细胞数(1 000~10 000)×10^6/L,早期中性粒细胞占 85%～95%,后期以淋巴细胞及浆细胞为主;蛋白增高,可达1~5 g/L,糖含量降低,氯化物亦常降低,致病菌培养阳性,革兰氏染色阳性率达60%～90%,有些病例早期脑脊液离心沉淀物可发现大量细菌,特别是流感嗜血杆菌和肺炎链球菌。

4.头颅 CT 或 MRI 等影像学检查

早期可与其他疾病鉴别,后期可发现脑积水(多为交通性)、静脉窦血栓形成、硬膜下积液或积脓、脑脓肿等。

三、治疗方案及原则

(一)一般处理

一般处理包括降温、控制癫痫发作、维持水及电解质平衡等,低钠可加重脑水肿,处理颅内压增高和抗休克治疗,出现 DIC 应及时给予肝素化治疗。应立即采取血化验和培养,保留输液通路,头颅 CT 检查排除颅内占位病变,立即行诊断性腰椎穿刺。当 CSF 结果支持化脓性脑膜炎的诊断时,应立即转入感染科或内科,并立即开始适当的抗生素治疗,等待血培养化验结果才开始治疗是不恰当的。

(二)抗生素选择

表 3-1 中的治疗方案可供临床医师选择,具体方案应由感染科医师决定。

(三)脑室内用药

脑室内使用抗生素的利弊尚未肯定,一般情况下不推荐使用,某些特殊情况如脑室外引流、脑脊液短路术或脑积水时,药代动力学及药物分布改变可考虑脑室内给药。表 3-2 供参考。

表 3-1　细菌性脑膜炎治疗的抗生素选择

人群	常见致病菌	首选方案	备选方案
新生儿<1 个月	B 或 D 组链球菌、肠杆菌科、李斯特菌	氨苄西林＋庆大霉素	氨苄西林＋头孢噻肟或头孢曲松
婴儿 1～3 个月	肺炎链球菌、脑膜炎链球菌、流感嗜血杆菌	氨苄西林＋头孢噻肟或头孢曲松±地塞米松	氯霉素＋庆大霉素
婴儿＞3 个月,儿童<7 岁	肺炎链球菌、脑膜炎链球菌、流感嗜血杆菌	头孢噻肟或头孢曲松±地塞米松±万古霉素	氯霉素＋万古霉素或头孢吡肟替代头孢噻肟
儿童 7～17 岁和成人	肺炎链球菌、脑膜炎链球菌、李斯特菌、肠杆菌科	头孢噻肟或头孢曲松＋氨苄西林±万古霉素	青霉素过敏者用氯霉素＋TMP/SMZ
儿童 7～17 岁和成人	(对肺炎链球菌抗药发生率高组)	万古霉素＋第三代头孢菌素＋利福平	氯霉素(非杀菌)
HIV 感染者	同成人＋梅毒螺旋体、李斯特菌、隐球菌、结核分枝杆菌	病原不清时同成人＋抗隐球菌治疗	
外伤或神经外科手术者	金黄色葡萄球菌、革兰氏阴性菌、肺炎链球菌	万古霉素＋头孢他啶(假单胞菌属加用静脉±鞘内庆大霉素),甲硝唑(厌氧菌)	万古霉素＋美罗培南

表 3-2　脑室内应用抗生素的剂量

抗生素	指 征	每天剂量
万古霉素	苯甲异噁唑青霉素抗药	5～20 mg(或 5～10 mg/48 h)
庆大霉素	革兰氏阴性菌严重感染	2～8 mg(典型剂量 8 mg/d)
氨基丁卡霉素	庆大霉素抗药	5～50 mg(典型剂量 12 mg/d)

(四)皮质类固醇的应用

为预防神经系统后遗症(如耳聋)等,可在应用抗生素前或同时应用类固醇激素治疗。小儿流感嗜血杆菌脑膜炎治疗前可给予地塞米松,0.15 mg/kg,每 6 小时给药 1 次,共 4 天,或 0.4 mg/kg,每 12 小时给药 1 次,共 2 天。

第二节 病毒性脑炎

中枢神经系统病毒感染是指由各种不同的病毒感染中枢神经系统所引起的一大组临床和亚临床综合征。不同的病毒可侵犯人类中枢神经系统的不同部分,引起脑炎、脑膜炎、脑干炎、小脑炎等。病毒性脑炎是中枢神经系统感染的常见病,而其致病病毒种类繁多,如疱疹病毒、虫媒病毒、肠道病毒等,其中以单纯疱疹病毒性脑炎最为常见。但近年来,一些新发病毒的感染也引起了人们的重视,如美国西尼罗河病毒的感染。一些可能导致人兽共患病的病毒也得到人们的重视,如博尔纳病毒。

一、单纯疱疹病毒性脑炎

单纯疱疹病毒性脑炎(herpes simplex virus encephalitis,HSE)是由单纯疱疹病毒(herpes simplex virus,HSV)感染引起的一种急性中枢神经系统感染性疾病,最常累及大脑颞叶、额叶及边缘系统,引起脑组织出血性坏死和(或)变态反应性脑损害,又称为急性坏死性脑炎,是中枢神经系统最常见的病毒感染性疾病。未经治疗的 HSE 病死率高达 70% 以上,自从阿昔洛韦应用于临床以来,HSE 的死亡率已大幅下降。本病呈全球性分布,一年四季均可发病,无明显性别差异,任何年龄均可发病,其中 1/3 发生于 20 岁前。

(一)病因和发病机制

HSV 是一种嗜神经的 DNA 病毒,有两种血清型,即 HSV-1 和 HSV-2。在人类大约有90%的 HSE 由 HSV-1 引起,仅 10% 由 HSV-2 所致,且 HSV-2 所引起的 HSE 主要发生在新生儿,是其通过产道时被 HSV-2 感染所致。

HSV 属于疱疹病毒,它们有脂质包膜并可以在细胞核内繁殖。疱疹病毒可以长时间处于静止期,其发病可以表现为由原发感染导致急性发病,也可表现为受到刺激后由潜伏的病毒再度活化而发病。细胞中积聚的病毒颗粒常以嗜酸性包涵体的形式存在于细胞核内。人群中 HSV 感染非常普遍,患者和健康带毒者是本病的主要传染源,主要通过密切接触与性接触传播,亦可通过飞沫传播。其中 HSV-1 主要经呼吸道或唾液接触传播,HSV-2 主要通过性接触途径传播。单纯疱疹病毒首先在口腔和呼吸道或生殖器引起原发感染,HSV-1 原发感染主要引起口炎、咽喉炎或呼吸道疾病,HSV-2 主要引起生殖系统感染。原发感染后机体迅速产生特异性免疫力而康复,但不能彻底消除病毒,病毒以潜伏状态长期存在体内,而不引起临床症状。神经节中的神经细胞是病毒潜伏的主要场所,HSV-1 主要潜伏在三叉神经节,HSV-2 主要潜伏在骶神经节。当人体受到各种非特异性刺激使机体免疫力下降,潜伏的病毒再度活化,经三叉神经轴突进入脑内,引起颅内感染,出现颞叶、岛叶、额叶眶面的炎症。超过 2/3 的 HSV-1 脑炎是由再活化感染而引起,其余由原发感染引起。而 HSV-2 则大多数由原发感染引起。

(二)病理

病理改变主要是脑组织水肿、软化、出血、坏死,这种改变呈不对称性分布,以颞叶内侧、边缘系统和额叶眶面最为明显,亦可累及枕叶,同时往往伴有脑膜的炎症。镜下血管周围有大量淋巴细胞浸润形成袖套状,小胶质细胞增生,神经细胞弥漫性变性坏死。神经细胞和胶质细胞核内可见嗜酸性的包涵体,包涵体内含有单纯疱疹病毒的颗粒和抗原。

(三)临床表现

任何年龄均可患病,原发感染的平均潜伏期为 6 天,起病前常有一个上呼吸道的前驱感染史,前驱症状包括发热、全身不适、头痛、肌痛、嗜睡、腹痛和腹泻等,约 1/4 的患者有口唇疱疹史。

本病多呈急性起病,患者出现发热,体温可高达 40 ℃,临床症状主要为精神行为异常,表现为注意力涣散、反应迟钝、言语减少、情感淡漠、表情呆滞,呆坐或卧床,行动懒散,甚至不能自理生活,或表现木僵、缄默,或烦躁、动作增多、行为奇特及冲动行为等。患者可出现头痛、呕吐、癫痫发作,亦可出现偏瘫、失语、偏盲、共济失调等,少数患者还可出现锥体外系症状。病情常在数天内快速进展,患者出现意识障碍,表现为嗜睡、昏睡、昏迷或去皮质状态,部分患者在疾病早期迅即出现昏迷,重症患者可因广泛脑实质坏死和脑水肿引起颅内压增高,甚至脑疝形成而死亡。自然病程通常为数天至 1~2 个月。

(四)辅助检查

1.血常规检查
血常规检查对 HSE 的诊断无特异性,可见白细胞轻度增高,也可正常。

2.脑电图检查
常出现弥漫性高波幅慢波,以单侧或双侧颞、额区异常更明显,甚至可出现颞区的尖波与棘波。以颞叶为中心的周期性同步放电(2~3 Hz)最具诊断价值。

3.影像学检查

头颅 CT 检查大约有 50% 的 HSE 发现一侧或两侧颞叶和额叶低密度灶,若在低密度灶中有点状或片状高密度灶,提示有出血,部分患者可伴有明显的占位效应。在单纯疱疹病毒性脑炎发病的最初 4～5 天内,部分患者头颅 CT 检查可能不能发现异常,此时头颅 MRI 对早期诊断和显示病变区域帮助较大,典型表现为在颞叶内侧、额叶眶面、岛叶皮质和扣带回出现局灶性水肿,在 T_1 像上为低信号,T_2 像上表现为高信号。

4.脑脊液检查

脑脊液外观大多为无色清亮,伴有出血者可呈血性脑脊液,脑脊液的压力多呈轻度增高,部分患者也可正常,颅内有占位效应明显的重症患者脑脊液压力可明显增高;脑脊液中有核细胞数增多,一般为 $(50\sim100)\times10^6/L$,少数可高达 $1\,000\times10^6/L$;以淋巴细胞为主,可有红细胞数增多,除外腰椎穿刺损伤后则提示伴有出血;脑脊液蛋白质呈轻、中度增高,大多数患者脑脊液蛋白质在 1 g/L 以下,超过 1g/L 者少见;脑脊液糖与氯化物正常。有 5%～10% 的 HSE 患者脑脊液常规、生化检查正常。脑脊液病原学检查对诊断颇有意义,具体包括以下内容。

(1)检测 HSV 特异性抗体:采用 Western 印迹法、间接免疫荧光测定及 ELISA 法,病程中 2 次及 2 次以上抗体滴度呈 4 倍以上增加(需同时检测血清中的抗体),即可确诊,但这主要用于回顾性诊断。

(2)检测脑脊液中 HSV-DNA:用聚合酶链反应(PCR)检测病毒 DNA,可早期快速诊断,有着很高的敏感性和特异性,标本最好在发病后 2 周内送检。

(3)脑脊液病毒分离:从患者脑脊液中分离病毒的阳性率仅为 4%,且阴性结果不能排除诊断。

5.脑活检

脑活检是诊断 HSE 的金标准,可发现非特异性的炎症改变,细胞核内出现嗜酸性包涵体,电镜下可发现细胞内病毒颗粒。

(五)诊断

诊断的主要依据包括:①口唇或生殖系统疱疹史,或本次发病有皮肤、黏膜疱疹;②有典型的 HSE 的临床表现,患者在上呼吸道感染后出现发热、头痛、精神行为异常、癫痫发作、意识障碍及早期出现的局灶性神经系统损害体征等;③脑脊液检查有核细胞数轻至中度增多,糖和氯化物正常,蛋白质轻度增高;④脑电图检查表现为以颞、额区损害为主的脑弥漫性高波幅慢波;⑤头颅 CT 检查发现一侧或两侧颞叶和额叶低密度灶或头颅 MRI 出现颞叶内侧、额叶眶面、岛叶皮质和扣带回的异常信号,在 T_2 像上表现为高信号;⑥特异性抗病毒药物治疗有效可间接支持诊断。

确诊尚需选择如下检查:①脑组织活检病理发现组织细胞核内嗜酸性包涵体,电镜下发现细胞内病毒颗粒或原位杂交发现 HSV 病毒核酸;②脑脊液的 PCR 检测发现病毒 DNA;③脑组织或脑脊液标本中分离、培养和鉴定出 HSV。

对于疑是 HSE 的患者,先进行影像学检查排除了腰椎穿刺的禁忌证(严重的占位性损害或严重的脑水肿和脑中线移位等),应做腰椎穿刺检查。尽管有 5%～10%的 HSE 患者脑脊液检查可能是正常的,但大多数患者有脑脊液有核细胞的轻到中度增高,脑脊液蛋白质轻度增高,糖和氯化物正常。脑脊液 PCR 检查对单纯疱疹病毒性脑炎的诊断很有帮助,也有利于与其他病毒性脑炎的鉴别,有条件的实验室应进行脑脊液 PCR 检测。检测脑脊液和血清中急性期和恢复期病毒抗体滴度,由于获得结果较迟,这对急性期患者的诊治帮助不大,主要用于回顾性诊断。由于阿昔洛韦治疗和脑脊液 PCR 诊断方法的出现,脑活检已很少应用,但对高度怀疑患者的诊断仍应考虑进行。

(六)鉴别诊断

1.急性播散性脑脊髓炎(ADEM)

ADEM 是一种免疫介导的中枢神经系统脱髓鞘疾病,ADEM 通常在发病前 4 周内有疫苗接种或有麻疹、风疹或水痘等感染病史,好发于儿童,在症状出现时常无发热,可有视神经受累,亦可累及脊髓;而单纯疱疹病毒性脑炎病前往往出现的是上呼吸道感染病史,任何年龄都可发病,发病时往往有发热,一般不会累及视神经和脊髓。急性播散性脑脊髓炎 MRI 检查多个区域出现局灶性高信号影,包括双侧大脑半球的白质区、基底节、脑干、小脑、脊髓;而单纯疱疹病毒性脑炎 MRI 表现为颅内一个或多个区域的弥散性高信号影,主要位于颞叶内侧、额叶眶面、岛叶皮质和扣带回。此外在伴有出血的单纯疱疹性脑炎患者还可在脑脊液中出现红细胞,而这在 ADEM 不常见。

2.其他疱疹病毒性脑炎

水痘-带状疱疹病毒主要侵犯和潜伏在脊神经后根神经节的神经细胞或脑神经的感觉神经节的神经细胞内,极少侵及中枢神经系统。水痘-带状疱疹病毒感染引起的病毒性脑炎通常发生在带状疱疹出疹后 3～5 周,此时疱疹已消退,只留下局部色素沉着,发病前有带状疱疹病史有助于鉴别诊断。脑脊液检出该病毒抗体和病毒核酸阳性,也是鉴别的依据。

巨细胞病毒性脑炎临床较少见,常见于有免疫缺陷的个体,如获得性免疫缺陷综合征(AIDS)或长期用免疫抑制剂的患者。临床呈亚急性或慢性病程,表现意识模糊、头痛、记忆力减退、情感障碍和局灶性脑损害的症状和体征。脑脊液中用 PCR 方法检测到巨细胞病毒核酸可资鉴别。

3.肠道病毒性脑炎

肠道病毒是 RNA 病毒,人与人之间的接触和粪-口途径是主要的传播途径,特别多见于儿童,除引起病毒性脑膜炎外,也是病毒性脑炎的常见病因之一。发病高峰季节多见于夏秋季,流行性或散发性。临床主要表现为发热、精神异常、意识障碍、癫痫发作、瘫痪等。发病初期有胃肠道症状、脑脊液中 PCR 检出病毒核酸可帮助诊断。

4.结核性脑膜炎

结核性脑膜炎临床也较常见,随着结核耐药菌株的增加、AIDS 患者的增多以及免疫抑制剂的大量应用,全球结核的发病率近年有所增高,这就使得结核性脑膜炎的发病率亦有所增加。结核性脑膜炎呈急性或亚急性起病,临床主要表现为头痛、发热、盗汗、消瘦、呕吐、脑神经麻痹,亦可出现精神行为异常,严重者出现意识障碍、脑疝,甚至死亡。鉴别主要依靠脑脊液检查,结核性脑膜炎患者脑脊液压力常明显增高,脑脊液外观可呈无色透明或呈微黄色,脑脊液有核细胞轻至中度增高,脑脊液糖和氯化物降低,蛋白质常明显增高,许多患者脑脊液蛋白质超过 1 g/L。头颅 MRI 检查大多正常,部分患者出现脑膜强化、脑积水等改变。部分结核性脑膜患者有肺结核病史或结核接触史,这也有利于与 HSE 鉴别。

5.中毒性脑病

中毒性脑病患者有相关毒物接触史,一般无发热,头痛不常见,在中毒因素未去除前或得到有效治疗前精神抑制症状逐渐恶化,血常规和脑脊液检查通常正常。

(七)治疗

早期诊断和早期治疗是降低本病死亡率的关键,治疗主要包括抗病毒治疗,辅以免疫治疗和对症支持治疗。未经治疗的 HSE 有着很高的死亡率,阿昔洛韦的早期应用又可以明显的降低患者死亡率,故对拟诊和确诊的患者都要早期给予阿昔洛韦抗病毒治疗。

1.抗病毒药物治疗

(1)阿昔洛韦(无环鸟苷):为一种鸟嘌呤衍生物,能选择性地抑制病毒 DNA

的复制。阿昔洛韦首先在病毒感染的细胞内,经病毒胸苷激酶作用转化为单磷酸阿昔洛韦,再经宿主细胞酶的作用转变为三磷酸阿昔洛韦,三磷酸阿昔洛韦与DNA 合成的底物 2'-脱氧鸟苷发生竞争,一旦三磷酸阿昔洛韦进入 DNA 链,就可阻断病毒 DNA 链的合成。三磷酸阿昔洛韦插入病毒 DNA 链的过程是不可逆的,插入后同时可灭活 DNA 聚合酶。

阿昔洛韦不良反应一般来说比较小,这主要是因为:①阿昔洛韦必须在病毒胸苷激酶的作用下才能发挥作用,所以阿昔洛韦只有在有病毒感染的细胞内才能发挥作用;②三磷酸阿昔洛韦阻断 HSV-1 聚合酶的能力是阻断人类细胞 α-DNA 聚合酶的 30~50 倍,故在体内,它主要影响病毒 DNA 的合成。常用剂量为每次10 mg/kg,每 8 小时静脉滴注 1 次,每次静脉滴注时间需 >1 小时,连用14~21 天为 1 个疗程,疗程少于 10 天者可能会复发。若病情较重,可延长治疗时间或再重复治疗 1 个疗程。不良反应主要有暂时性的升高肌酐浓度和在骨髓移植的患者中出现神经毒性(4% 的患者出现精神恍惚、震颤或癫痫)、皮疹、血清氨基酸转移酶暂时性升高等。阿昔洛韦在体内主要经过肾脏排泄,在肾功能正常的患者中,半衰期为2~3 小时,脑脊液中的阿昔洛韦药物浓度大约是血浆浓度的 50%。口服给药的生物利用度低(20%),虽然口服给药可达到与静脉给药相似的血药浓度,但口服阿昔洛韦对于 HSE 的治疗效果尚不能确定,故 HSE 首选是静脉滴注阿昔洛韦。对于肾功能不全的患者,可根据肌酐清除率来确定阿昔洛韦的剂量和给药间隔。当肌酐清除率 >50 mL/min 时,阿昔洛韦的使用剂量为每次10 mg/kg,给药间隔为每 8 小时1 次;当肌酐清除率在 25~50 mL/min时,阿昔洛韦的使用剂量为每次10 mg/kg,给药间隔调整为每 12 小时 1 次;当肌酐清除率在 10~25 mL/min 时,阿昔洛韦的使用剂量为每次 10 mg/kg,给药间隔调整为每 24 小时 1 次;当肌酐清除率低于 10 mL/min 时,阿昔洛韦的使用剂量为每次 5 mg/kg,给药间隔为 24 小时 1 次。

近年已发现对阿昔洛韦耐药的 HSV 株,这类患者可改用膦甲酸钠和西多福韦治疗。

(2)膦甲酸钠(PFA):PFA 是焦磷酸盐的类似物,为非核苷类抗病毒药物。作用机制是直接作用于病毒核酸聚合酶的焦磷酸结合部位,抑制 DNA 和 RNA的合成,有广谱的抗病毒作用,适宜治疗所有人类疱疹病毒类和 HIV 的感染,特别对 HSV-1 和 HSV-2 均有抑制作用。膦甲酸钠因是直接作用于核酸聚合酶的焦磷酸结合部位,这与阿昔洛韦不同,故对阿昔洛韦耐药的病毒株仍有抑制作用。使用剂量是0.16 mg/(kg·d),连用 14 天,不良反应主要是贫血、肾损害、电解质异常、头痛、疲劳等。足够的水化对于膦甲酸钠治疗时减少肾毒性是很重要的。

(3)西多福韦:该药是开环核苷酸类似物,其作用机制是西多福韦在细胞胸苷激酶的作用下转化为活性代谢物单磷酸酯、二磷酸酯和与磷酸胆碱的加成物。西多福韦二磷酸酯通过抑制病毒 DNA 聚合酶,竞争性地抑制脱氧胞嘧啶核苷-5′-三磷酸酯整合入病毒的 DNA,减慢 DNA 的合成,并使病毒 DNA 失去稳定性,从而抑制病毒的复制。对人 CMV 有很强的抑制作用,对其他疱疹病毒如 HSV-1、HSV-2、VZV、EBV、HHV-6 及腺病毒、人乳头瘤状病毒也有很强的活性,对某些耐阿昔洛韦或膦甲酸钠的病毒株也有活性。体外试验表明,尽管西多福韦对 HSV-1 和 HSV-2 的抑制作用比阿昔洛韦低 10 倍,但对缺乏胸苷激酶的 HSV-1 突变病毒株的作用则比阿昔洛韦强。免疫印迹分析表明,西多福韦能阻滞 HSV 特异性蛋白的表达。从 HIV 感染者分离的对阿昔洛韦产生耐药性的 HSV-2 病毒株,西多福韦对其有很强的抑制作用。治疗剂量通常为每周静脉注射 1 次,剂量为 5 mg/kg,共 2 周;其后隔1 周注射 1 次,剂量为 3～5 mg/kg,可再用数次。不良反应有发热、蛋白尿、中性粒细胞减少、血肌酐升高、酸中毒等。

(4)更昔洛韦:是一种脱氧鸟苷核苷类似物。其抗 HSV 的疗效是阿昔洛韦的 25～100 倍,具有更强更广谱的抗 HSV 作用和更低的毒性。耐阿昔洛韦并有 DNA 聚合酶改变的 HSV 突变株对更昔洛韦亦敏感。常用剂量为每天 10 mg/kg,分 2 次静脉滴注,疗程为 14～21 天。主要不良反应是骨髓抑制,中性粒细胞、血小板减少和贫血,轻度肝功能损害,血肌酐升高等。

(5)阿糖腺苷:为人工合成的嘌呤核苷类似物,对 HSV-1、HSV-2 均有效,是一种广谱的抗病毒药,其主要作用机制是抑制病毒 DNA 的合成。由于阿糖腺苷的溶解度不是很高,它需要一个较高的稀释体积以便静脉内给药(药液浓度不超过 700 mg/L,给药时间＞12 小时)。脑脊液中阿糖腺苷的浓度是血清浓度的 30％～50％。总体来说,阿糖腺苷对单纯疱疹病毒性脑炎的疗效不如阿昔洛韦,故在临床工作中,阿糖腺苷应用大部分被阿昔洛韦所取代。对于应用阿昔洛韦后复发的单纯疱疹病毒性脑炎患者,阿糖腺苷具有应用价值。对阿昔洛韦过敏或者是阿昔洛韦耐药 HSV 感染的患者,可给予阿糖腺苷每天 15 mg/kg,静脉滴注持续 14 天。由于该药必须被稀释,大剂量液体可能对于有显著脑水肿的患者是不利的。阿糖腺苷的不良反应相对较少,包括恶心、腹泻、厌食、呕吐、白细胞减少及神经系统不良反应包括震颤、共济失调、精神症状和癫痫等。

2.肾上腺皮质激素治疗

糖皮质激素具有抑制炎症反应,减轻脑组织水肿的作用。目前对糖皮质激素治疗本病尚有争议,但对病情危重、头颅 CT 见出血性坏死灶以及脑脊液有核细胞和红细胞明显增多者可酌情使用;常用药物为地塞米松 10～20 mg,静脉滴注,每天 1 次,连用 10～14 天;然后改为泼尼松龙口服,逐渐减量至停药。

3.免疫治疗

(1)干扰素及其诱生剂:干扰素是细胞经病毒感染后产生的一组高活性糖蛋白,病毒感染后可使人体产生干扰素,它具有广谱抗病毒活性,而对宿主细胞损害极小;α-干扰素治疗剂量为 60×10^6 U/d,连续肌内注射 30 天。干扰素诱生剂,如聚肌苷聚胞啶酸(Poly:C)和聚鸟苷聚胞啶酸(PolyG:C)、麻疹活疫苗等可使人体产生足量的内源性干扰素。

(2)转移因子:可使正常淋巴细胞致敏而转化为免疫淋巴细胞,治疗剂量为皮下注射每次 1 支,每周1～2 次。

4.对症支持治疗

对重症及昏迷的患者至关重要,注意维持营养及水、电解质的平衡,加强护理,保持呼吸道通畅,预防呼吸道感染,预防压疮和深静脉血栓。必要时可给予静脉高营养,高热者给予物理降温,颅内压增高者及时给予甘露醇等脱水降颅压治疗,严重脑水肿的患者,可短程大量应用肾上腺糖皮质激素治疗。对药物治疗无效伴随临床症状恶化的快速颅内压增高患者,应考虑给予外科手术减压,如果手术及时,可能会挽救患者的生命。有癫痫发作的患者给予抗癫痫治疗。恢复期可进行康复治疗。

二、水痘-带状疱疹病毒性脑炎

水痘-带状疱疹病毒性脑炎是由水痘-带状疱疹病毒(varicella-herpes zoster virus,VZV)感染引起的一种病毒性脑炎。VZV 在人类引起带状疱疹比较常见,而仅少数患者发生病毒性脑炎。

(一)病因及发病机制

VZV 属疱疹病毒科,是一种嗜神经的 DNA 病毒。因机体免疫功能状态不同,VZV 感染后在儿童发生水痘,成人则患带状疱疹。VZV 通常经呼吸道侵入人体,无免疫力的儿童初次感染后,经 2 周左右的潜伏期后全身皮肤出现斑丘疹、水疱疹。愈合后病毒往往不能被完全清楚,病毒长期潜伏在脊髓背根神经节或脑神经的感觉神经节中。中年以后,当机体的免疫力下降以及患恶性肿瘤,接受骨髓移植、放射治疗、器官移植,长期接受肾上腺皮质激素或免疫抑制剂治疗而导致免疫力下降时,潜伏在神经节中的病毒可再次活化,沿感觉神经向外传到皮肤引起带状疱疹,或沿神经上行,进入中枢神经系统引起病毒性脑炎。

(二)病理

受累的脊髓背根神经节或脑神经的感觉神经节可发生肿胀,出现炎症反应,炎症反应细胞主要是淋巴细胞,炎症反应可进一步扩展至脑膜。脑内存在广泛的非特异性改变,一般有弥漫性脑水肿,部分患者血管周围有单核细胞浸润和脱髓鞘改变,神经元可发生变性,神经细胞核内可见嗜酸性包涵体。

(三)临床表现

VZV 脑炎多见于中老年人,症状一般出现在疱疹出疹后3~5周,此时疱疹已消退,仅留有色素沉着,也有少数患者症状出现于发疹前或发疹时,若脑炎的症状出现在发疹前,则会给脑炎的病因诊断带来困难。主要临床表现为头痛、呕吐、发热、偏瘫、失语、共济失调、精神行为异常、意识障碍和癫痫发作。

(四)辅助检查

脑脊液检查显示脑脊液压力可有增高,脑脊液有核细胞轻到中度增高,以淋巴细胞为主,蛋白质含量增高,糖和氯化物正常。但应注意在无中枢神经系统受累的带状疱疹患者中,有 40%~50% 脑脊液有轻度的淋巴细胞和蛋白质增高,故诊断需结合临床表现及其他辅助检查。脑脊液中检测出抗带状疱疹 IgG 抗体亦有助于诊断,也可应用 PCR 技术检查脑脊液中的 VZV-DNA。脑电图检查通常表现为弥漫性异常。影像学检查可见不同大小的梗死或出血性梗死灶和脱髓鞘改变。

(五)诊断

诊断主要依据临床表现,特别是出现神经系统症状前数周有带状疱疹病史则诊断不难。脑脊液检查淋巴细胞和蛋白质增高,糖正常。影像学的异常,脑脊液检测到 VZV-DNA 或带状疱疹 IgG 抗体。

(六)治疗

尽管目前还缺乏抗病毒药物治疗 VZV 脑炎疗效的临床研究证据,VZV 脑炎的治疗还是首选阿昔洛韦,用法为每次 10 mg/kg,每 8 小时 1 次。其他抗病毒药物如阿糖腺苷等对 VZV 脑炎亦有效,肾上腺糖皮质激素的应用目前意见尚不统一。

三、巨细胞病毒性脑炎

巨细胞病毒性脑炎是一种由巨细胞病毒感染引起的,主要发生在免疫缺陷个体的一种中枢神经系统感染性疾病。

(一)病因

巨细胞病毒是属于疱疹病毒科,是疱疹病毒科中一种基因组很大的 DNA 病毒。人群中有着很高的巨细胞病毒感染率,成人巨细胞病毒抗体的血清阳性率高达 40%～100%,大多为隐性感染。成人巨细胞病毒性脑炎主要发生在免疫缺陷的患者,特别是 CD4$^+$ 细胞数低于 50 个/mm^3 的 AIDS 患者。

(二)病理

病理上,可出现大脑、小脑和脑干的灶性坏死,脑内可见弥漫分布的小神经胶质结节或表现为以室管膜和室管膜下神经胶质细胞的炎症和坏死为特征的室管膜炎。

(三)临床表现

临床主要表现为发热、头痛、癫痫发作、定向障碍、行为异常、淡漠、昏睡,并可出现神经系统局灶性症状和体征,如脑神经麻痹和眼震等。大约 30% 的患者出现脑干和小脑受累的症状。在脑室脑炎的患者,多表现为亚急性起病。有弥漫性小结节形成者,可出现痴呆。

(四)辅助检查

脑脊液检查表现为脑脊液压力可增高,淋巴细胞轻度增多,蛋白质增高。脑脊液病毒培养尽管非常特异,但阳性率较低。脑脊液 PCR 检查病毒核酸是一种敏感和特异的方法。CT 或 MRI 检查可正常,在脑室室管膜表面可见信号增高影,CT 可见脑实质中有弥散分布的小结节状低密度影,MRI 表现为 T$_2$ 像高信号。

(五)治疗

巨细胞病毒性脑炎的治疗主要是抗病毒治疗和对症支持治疗,这里主要介绍抗病毒治疗。阿昔洛韦对巨细胞病毒感染无效,不应作为巨细胞病毒性脑炎的治疗选择。

1.更昔洛韦

更昔洛韦是一种脱氧鸟苷核苷类似物,该药对所有的疱疹病毒都有效,尤其是对巨细胞病毒有强烈的抑制作用。无论是免疫功能健全或是免疫功能不全的患者(接受器官移植或骨髓移植的患者或 AIDS 患者),更昔洛韦都可作为严重巨细胞病毒感染的选择。更昔洛韦口服吸收差,生物利用度低,需要静脉给药,推荐剂量为每次 5 mg/kg,每 12 小时 1 次,静脉滴注,急性期疗程 2～3 周,多数患者在停药后数周内复发,故在急性期疗程结束后尚需维持治疗,以降低复发率,维持治疗剂量为每天 5 mg/kg。剂量限制的毒性反应包括骨髓抑制,导致中性粒细胞下降和血小板减少;中枢神经系统毒性包括头痛、精神状态的改变和癫痫。免疫功能健全的患者对急性治疗有反应,不需维持治疗。

2.膦甲酸钠

膦甲酸钠是一种焦磷酸类似物,可阻断 HSV-1、HSV-2、巨细胞病毒、EBV 和 VZV 的 DNA 聚合酶。剂量为每次 60 mg/kg,每 8 小时 1 次静脉滴注,急性期疗程 2～3 周,为了减少停药后的复发,急性期疗程结束后尚需维持治疗,剂量为每天 90～120 mg/kg。主要的不良反应是肾毒性,并可能会发展为急性肾衰竭,足够的水化对于膦甲酸钠治疗时减少肾毒性是很重要的。其他不良反应包括电解质紊乱,如低钙或高钙血症、低磷或高磷酸盐血症和低钾血症。中枢神经系统毒性发生于 10% 的患者,包括头痛、震颤、癫痫发作和精神状态的改变。

3.其他

对于更昔洛韦或膦甲酸单独治疗失败的患者,可用两者联合治疗或用西多福韦治疗。

四、腮腺炎病毒性脑炎

腮腺炎病毒性脑炎是流行性腮腺炎的神经系统并发症之一。流行性腮腺炎病毒是副粘病毒科副粘病毒属中的一种 RNA 病毒,对人类具有高度的传染性。多见于儿童,4～7 岁为高发年龄,全年皆可发病,以冬季为多,病毒感染后主要引起的腮腺肿大是流行性腮腺炎的主要特征。病毒侵入人体后,可通过血-脑屏障进入中枢神经系统引起脑炎。致病机制有两种学说:一种认为脑损伤是病毒直接作用的结果,另一种则认为是感染后脱髓鞘病变。本病罕见死亡。

(一)临床表现

脑炎最常发生于腮腺肿大后的 3～10 天,体温已逐渐降低,腮腺肿大已逐渐消退时,此时诊断一般并不困难;但亦有部分患者的脑炎症状发生在腮腺肿胀前或发生在没有腮腺肿大的情况下,这时诊断往往比较困难。中枢神经系统感染腮腺炎病毒的最常见的症状是发热、头痛、呕吐,厌食、人格改变、精神异常、极少有昏迷和抽搐发作。脑实质受侵犯时可有偏瘫、偏身感觉障碍、失语、共济失调等症状。绝大多数患者经 3～10 天可完全愈合。

（二）辅助检查

脑脊液检查压力增高,有核细胞轻度增多,蛋白质轻度增高,糖和氯化物一般正常,少数患者可有脑脊液糖的轻度降低,脑脊液病毒培养和抗体检测亦可有阳性发现。部分患者可有血清淀粉酶增高。头颅 CT 检查通常正常。

（三）诊断

诊断主要依据病史,结合临床表现和脑脊液检查。

（四）治疗

腮腺炎病毒性脑炎大多预后良好,治疗主要以对症支持治疗为主。

第三节 新型隐球菌性脑膜炎

一、概述

新型隐球菌性脑膜炎是由新型隐球菌感染所致,是中枢神经系统最常见的真菌感染。本病发病率虽很低,但病情重,病死率高,且临床表现与结核性脑膜炎颇为相似,常易误诊。

隐球菌是条件致病菌,接触鸽子排泄物是发生新型隐球菌病的主要原因,但只有当宿主免疫力低下时才会致病,该病常见于全身性免疫缺陷性疾病、慢性衰竭性疾病,如 AIDS、淋巴肉瘤、网状细胞肉瘤、白血病、霍奇金病、多发性骨髓瘤、结节病、结核病、糖尿病、肾病及红斑狼疮等。

二、临床表现

本病通常起病隐袭,多呈亚急性或慢性起病,急性起病仅占 10％,进展缓慢。30～60 岁多见,男性较多,鸽子饲养者的患病率较一般人群高数倍,免疫功能低下或缺陷患者多见,5％～10％的 AIDS 患者可发生隐球菌性脑膜炎。几乎所有的患者均有肺部感染,但由于症状短暂、轻微,临床易被忽略。

本病典型表现为间歇性头痛、呕吐及不规则低热,常见脑膜刺激征如颈强直及凯尔尼格征,可见意识障碍、痫性发作及精神障碍等。发热仅见于半数病例,头痛可为持续性或进行性加重,大多数患者可出现脑内压增高、视盘水肿和小脑受累症状、体征。由于脑底部蛛网膜下腔渗出明显,蛛网膜粘连常引起多数颅神经受损,如听神经、面神经及动眼神经等,可因脑室系统梗阻出现脑积水。少数患者以精神症状如烦躁不安、人格改变、记忆减退及意识模糊为主,偶可因大脑、小脑或脑干的较大肉芽肿引起偏瘫、失语和共济失调等局灶性神经体征,少见症状如视力模糊、眼球后疼痛、复视和畏光等。约 15% 的患者无脑膜炎症状、体征。

新型隐球菌感染也可引起遍及全脑的隐球菌结节,可大至肉眼见到,小至显微镜下方可查见,炎性反应较轻。隐球菌结节聚积于视神经可引起视神经萎缩,较大的隐球菌结节可出现颅内占位病变症状,隐球菌结节偶见于脑室内、脊髓、脊髓硬膜外或硬膜下等。

本病通常呈进行性加重,平均病程为 6 个月,偶见几年内病情反复缓解和加重者。本病预后不良,无并发症的新型隐球菌性脑膜炎病死率为 40%,未经抗真菌治疗的患者病死率高达 87%,但极个别患者也可自愈。

三、诊断要点

(一)诊断

根据患者隐袭起病,慢性病程,具有真菌感染的条件,如鸽子饲养者、免疫缺陷患者等。以间歇性头痛、呕吐及不规则低热等症状起病,出现脑膜刺激征、颅内压增高、精神障碍、意识障碍、痫性发作、脑神经损害和局灶性神经体征等;CSF 压力增高,淋巴细胞数增高,蛋白增高和糖含量降低等,脑脊液墨汁染色检出隐球菌可确诊。

(二)辅助检查

1.脑脊液检查

脑脊液压力增高$[>200 \text{ mmH}_2\text{O}(1.96 \text{ kPa})]$,淋巴细胞增高$[(10\sim500)\times10^6/\text{L}]$,蛋白增高和糖含量降低。

2.脑脊液隐球菌检查

脑脊液中检出隐球菌是确诊的关键,脑脊液经离心沉淀后沉渣涂片作印度墨汁染色,隐球菌检出率可达 30%~50%。Sabouraud 琼脂培养基培养或动物接种发现隐球菌也具有确诊价值。

3.影像学检查

头颅 CT 或 MRI 检查可发现脑膜炎和脑膜脑炎的各种原发和继发的影像学表现,较特征的是见到扩张的 Virchow-Robin 腔、凝胶状假性囊肿和脉络丛肉芽肿;以及非特异性表现如弥漫性脑水肿、弥漫性脑膜强化、脑实质低密度灶、交通性或梗阻性脑积水、脑实质或室管膜钙化等多种。偶可见到脑实质内低密度病灶,有增强现象,是隐球菌性肉芽肿的表现。25%~50%的隐球菌性脑膜炎患者头颅 CT 可无任何变化。

四、治疗方案及原则

(一)抗真菌治疗

1.单独两性霉素 B(amphotericin B,AmB)治疗

两性霉素 B 目前仍是治疗中枢神经系统隐球菌感染最有效的药物。两性霉素无口服制剂,只能静脉给药。也可经小脑延髓池、侧脑室或椎管内给药、或经 Ommaya 储液鼓作侧脑室或鞘内注射。

单独应用时多从小剂量开始,突然给予大剂量或有效剂量可使病情恶化,成人开始用药,一般每天静脉给 0.3~0.75 mg/kg,逐渐增加至每天 1.0~1.5 mg/kg,按患者寒战、发热和恶心的反应大小决定增长的量和速度。当支持剂量达到时,因其半衰期较长该药可改为隔天 1 次。其间应按临床反应和有无毒副作用,特别是肾的毒性反应来调节剂量。血清肌酐升高至 221 μmol/L(2.5 mg/dL)时应减量或停药,直至肝功能改善。治疗 1 个疗程的用药总剂量远比每次用药的单剂量大小重要,前者是治疗成败的决定因素。治疗中枢神经系统感染,成人用药总剂量至少 2~3 g。两性霉素的毒副作用较多。该药不良反应多且严重,最常见的是肾脏毒性、低血钾和血栓形成性静脉炎,此外还可引起高热、寒战、头痛、呕吐、血压下降、氮质血症等,偶可出现心律失常、惊厥、血尿素氮水平增高、白细胞或血小板计数减少等。阿司匹林、抗组胺药物,输血和暂减低给药剂量,是控制不良反应的有效手段。

2.合并用药

两性霉素 B[0.3 mg/(kg·d)开始,逐渐增量,总剂量 2~3 g]与口服氟胞嘧啶[100 mg/(kg·d)]合并使用是较理想的治疗方案。比单纯使用一种药物的治疗有效率和改善率皆高,复发病例亦较少,减少不良反应。疗效观察要依赖 CSF 的改变,合并治疗 2~4 周,当脑脊液转变为正常后,可改为氟康唑治疗,剂量为 400~800 mg/d[10 mg/(kg·d),口服或静脉滴注],疗程为 1~3 个月。若

同时服用苯妥英钠,应检测肝功能。

(二)手术治疗

脑和脊髓肉芽肿压迫脑室系统导致梗阻性脑积水和颅内压增高,药物治疗常难奏效,可行骨片减压术,脑积水者可行侧脑室穿刺引流术或侧脑室分流减压术。

(三)对症及全身支持疗法

颅内压增高者可用脱水剂如 20%甘露醇、甘油果糖和呋塞米等降颅压治疗,预防脑疝,保护视神经。因病程长,病情重,机体慢性消耗很大,须注意患者的全身营养,防治肺部感染及泌尿系统感染等,应注意水、电解质平衡,进行全面护理。

<table>
<tr><td>第四章</td><td>周围神经病</td></tr>
</table>

第一节 三叉神经痛

三叉神经痛是指面部三叉神经分布区短暂的反复发作性剧痛。

一、病因及发病机制

三叉神经痛有原发性与继发性之分，以原发性者居多数。

(一)原发性三叉神经痛

原发性三叉神经痛的发病机制目前尚不十分明确，虽然有多种理论，但至今仍没有一个理论可以完整地解释它的临床特征。近年来的研究发现，该病是由多种因素导致的，且各因素并非孤立存在，而是相互影响，相互作用，共同致病。传统上有中枢病变学说和周围病变学说。

1.周围学说

认为三叉神经末梢到脑干核团的任何部位发生病变都可刺激三叉神经，使中枢神经系统发生生理功能紊乱和器质性改变，从而发生三叉神经分布范围内的阵发性剧痛。怀疑的病因有以下几种。

(1)局部刺激：在三叉神经所支配的组织器官发生了炎症性病灶或外伤性病灶的长期慢性刺激。致使神经发炎、纤维化，半月神经节中毒等的综合作用，使分布在三叉神经根上的滋养血管发生功能障碍、痉挛，最后发生继发性缺血，导致感觉根脱髓鞘病变，而引起三叉神经痛。

(2)局部压迫：如局部血管压迫，常见的血管有小脑上动脉、小脑前下动脉等；硬膜鞘、硬膜带或骨性压迫，其压迫的主要原因是岩骨抬高，骨孔狭窄和岩上窦变异等原因而致三叉神经痛。

(3)颈动脉管顶壁的缺陷：使三叉神经后根、半月节及各分支的腹面与颈动脉接触，受到动脉搏动的影响而产生疼痛。

2.中枢学说

由于原发性三叉神经痛发作历时短暂，出现突然，没有预兆，停止亦突然，有明显的阵发性，在间歇期间完全正常；用抗癫痫药如卡马西平、苯妥英钠等均能有效控制或减少发作，类似癫痫；故有人认为这是一种感觉性癫痫，其病变应在中枢。根据各国学者的临床资料和实验室研究，多数学者对中枢发病学说作出了科学的评价，认为三叉神经脊束核、丘脑、大脑皮质等低、高级中枢，都可因周围的病损刺激及中枢本身的损害性刺激，细胞集聚的地方形成惰性病理兴奋灶，产生癫痫样三叉神经痛的发作。

(二)继发性三叉神经痛

随着医学科学诊断水平的进展和神经显微外科手术方式的改进，对继发性三叉神经痛的病因及机制有了深入的了解。常见的病因包括：①如脑桥小脑角内的占位性病变，如上皮样囊肿、前庭神经鞘瘤、三叉神经鞘瘤、脑膜瘤等；②邻近结构的炎症，如三叉神经炎、蛛网膜炎、岩尖炎、结核等；③颅骨骨质病变；④多发性硬化症等。

二、临床表现

三叉神经痛多发于老年人，发病年龄高峰在 50～70 岁。

(一)症状

1.疼痛的诱发因素与扳机点

三叉神经痛大多有诱发因素，少数病例无诱发因素即可疼痛发作。常见的诱发因素包括咀嚼运动、刷牙、洗脸、面部机械刺激等。40％～50％的患者面部有一个或多个特别敏感的"触发点"，或称"扳机点"，此处稍加触动就可引起疼痛发作，且疼痛从此点开始，立即放射至其他部位。

2.疼痛的性质

疼痛是阵发性的，发作时如同闪电，突然发生，没有先兆，患者常描述为难以忍受的电击样、刀割样、撕裂样、火烧样疼痛。有的不断作吮口唇、咀嚼动作，严重者伴有面部肌肉呈反射性抽搐，口角牵向一侧，又称"痛性抽搐"。病程呈周期性发作，每次发作期可持续数周至数月。缓解期亦可由数天或数年不定，但很少有自愈者。

3.疼痛的部位

三叉神经痛大多为单侧,偶有双侧者,但起病往往不在同时,发作亦有先后。疼痛多由一侧上颌或下颌支开始,逐渐扩散到两支,临床上以Ⅱ支和Ⅲ支合并疼痛者最多见(占80%)。其次为Ⅱ支或Ⅲ支痛。

(二)体征

神经系统检查常无阳性体征发现。有时因局部皮肤粗糙、局部触痛可有轻度感觉减退;病程中作过封闭或射频治疗者亦可有浅感觉的轻度减退。应注意与继发性三叉神经痛鉴别。

三、诊断

(一)原发性三叉神经痛

原发性三叉神经痛是指三叉神经分布区域内短暂发作性剧烈疼痛,面部有"触发点",神经系统检查无阳性发现,临床上亦无器质性损害可寻的一种疾病,诊断应无困难。

(二)继发性三叉神经痛

继发性三叉神经痛又称症状性三叉神经痛,是由颅内、外各种器质性疾病引起的继发性三叉神经损害。多见于40岁以下,疼痛持续时间较长;程度较轻;没有"扳机点";诱发因素不明显;可有三叉神经损害和原发疾病表现的特点。脑脊液、X线颅底拍片、CT或、MRI等有助诊断。

四、鉴别诊断

(一)继发性三叉神经痛

疼痛为持续性,伴感觉障碍、角膜反射迟钝等。常合并其他脑神经损害症状。见于多发性硬化、延髓空洞、颅底肿瘤等。

(二)牙痛

一般呈持续性钝痛,局限于牙龈部位,进食冷热食物疼痛加剧。X线检查可发现龋齿、肿瘤等有助于鉴别。

(三)舌咽神经痛

较少见,常见于年轻妇女,疼痛性质与三叉神经痛相似,每次持续数秒钟至1分钟,疼痛位于扁桃体、舌根、咽部及耳道深部。吞咽、讲话、打哈欠和咳嗽等常可诱发。用4%可卡因、1%丁卡因局部喷涂可阻止发作。

(四)蝶腭神经痛

较少见,疼痛呈剧烈烧灼样、刀割样或钻样疼痛,位于鼻根后方、颧部、上颌、上腭及牙龈部,常累及同侧眼眶,疼痛向额、颞、枕部放射,可伴患侧鼻黏膜充血、鼻塞、流泪。每天发作数次至数十次,每次持续数分钟到数小时,无扳机点。蝶腭神经节封闭治疗有效。

五、治疗原则

原发性三叉神经痛首选药物治疗,无效或失效时考虑其他疗法。

(一)药物治疗

1.卡马西平

卡马西平为首选药物,有效率达 70%~80%,首次剂量 0.1 g,每天两次,每天增加 0.1 g,最大剂量 1.2 g/d,症状减轻后逐渐减量,有效维持量一般 0.6~0.8 g/d。妊娠妇女忌用,常见不良反应有头晕、嗜睡、口干、恶心、消化不良等,症状多可消失。偶有皮疹、共济失调、再生障碍性贫血、肝功能损害、心绞痛、精神症状等,须立即停药。如卡马西平无效,可改用苯妥英钠。

2.苯妥英钠

苯妥英钠 0.1 g,口服,每天 3 次,疗效达 50%~70%。若疗效不显著,可辅助应用氯丙嗪、苯巴比妥等。

3.氯硝西泮

以上两药物无效时可以试用,6~8 mg/d,口服,40%~50%的患者可以控制发作,25%的疼痛明显缓解,不良反应有嗜睡和步态不稳,老年患者偶见短暂的精神错乱,停药后可消失。

(二)封闭治疗

药物治疗无效者,可试行无水乙醇或甘油封闭三叉神经分支或半月神经节,破坏感觉神经细胞,达到止痛效果。不良反应为注射区面部感觉缺失。

(三)经皮半月神经节射频电凝疗法

在 X 线监视或 CT 引导下,将射频针经皮刺入三叉神经节处,选择性破坏半月神经节后无髓纤维,达到止痛效果。疗效达 90%以上,长期随访复发率为21%~28%,重复应用有效。

(四)手术治疗

可选用三叉神经感觉根部分切断术,止痛效果确切。近年来应用三叉神经显微血管减压术,止痛同时不产生感觉及运动障碍,但可出现听力减退、气栓、滑车和面神经暂时性麻痹等并发症。

第二节　特发性面神经麻痹

特发性面神经麻痹又称 Bell 麻痹(Bell palsy)是因茎乳孔内面神经非特异性炎症所致的周围性面神经麻痹。

一、病因及发病机制

特发性面神经麻痹的病因和发病机制仍未十分清楚,长期以来认为本病与嗜神经病毒感染有关。受凉或上呼吸道感染后发病,可能是茎乳突孔内的面神经急性病毒感染和水肿所致的神经受压或局部血液循环障碍而产生面神经麻痹。多数人认为本病亦属一种自身免疫反应。部分患者可由带状疱疹病毒引起膝状神经节炎。

二、临床表现

任何年龄均可发病,以 20~40 岁最为多见,男性略多。绝大多数为一侧性,双侧者甚少。发病与季节无关。通常急性起病,表现为口角歪斜、流涎、讲话漏风、吹口哨或发笑时尤为明显。可于 48 小时内达到高峰。有的患者在起病前几天有同侧耳后、耳内、乳突区或面部的轻度疼痛。体格检查时,可见患侧面部表情肌瘫痪。额纹消失、眼裂扩大、鼻唇沟平坦、口角下垂、面部被牵向健侧。面部肌肉运动时,因健侧面部的收缩牵引,使上述体征更为明显。患侧不能作皱额、蹙眉、闭目、露齿、鼓气和吹口哨等动作。闭目时瘫痪侧眼球转向内上方,露出角膜下的白色巩膜。鼓气和吹口哨时,因患侧口唇不能闭合而漏气。进食时,食物常滞留于患侧的齿颊间隙内,并常有口水自该侧淌下。泪点随下睑外翻,使泪液不能正常吸收而致外溢。

不同部位的面神经损害出现不同临床症状:①膝状神经节前损害,因鼓索神经受累,出现舌前 2/3 味觉障碍;镫骨肌分支受累,出现听觉过敏,过度回响。②膝状神经节病变除表现有面神经麻痹、听觉过敏和舌前 2/3 味觉障碍外,还有耳郭和外耳道感觉迟钝、外耳道和鼓膜上出现疱疹,称亨特综合征系水痘-带状疱疹病毒感染所致。③茎乳孔附近病变,则出现上述典型的周围性面瘫体征和耳后疼痛。

面神经麻痹患者通常在起病后1～2周内开始恢复,80%的患者在几周及1～2个月内基本恢复正常。1/3患者为部分性麻痹,2/3为完全性麻痹。在后者中,有16%不能恢复。面神经炎如果恢复不完全,常可伴发瘫痪肌的挛缩、面肌痉挛或联带运动。瘫痪肌的挛缩,表现为患侧鼻唇沟加深、口角反牵向患侧、眼裂缩小。但若让患者做主动运动如露齿时,即可发现挛缩侧的面肌并不收缩,而健侧面肌收缩正常,患侧眼裂更小。临床常见的联带征系指患者瞬目时即发生患侧上唇轻微颤动;露齿时患侧眼睛不自主闭合;试图闭目时患侧额肌收缩;进食咀嚼时,患侧流泪伴颞部皮肤潮红、局部发热及汗液分泌等表现。这些现象可能是由于病损后再生的神经纤维长入邻近其他神经纤维通路而支配原来属于其他神经纤维的效应器所致。

三、诊断与鉴别诊断

根据起病形式和典型的临床特点,周围性面瘫的诊断并不困难,但需与能引起周围性面神经麻痹的其他疾病相鉴别。

(一)吉兰-巴雷综合征

有肢体对称性下运动神经元瘫痪,常伴有双侧周围性面瘫及脑脊液蛋白-细胞分离现象。

(二)莱姆病

伯氏螺旋体感染导致的面神经麻痹,多经蜱叮咬传播,伴慢性游走性红斑或关节炎史。可应用病毒分离及血清学试验证实。

(三)糖尿病性神经病变

常伴其他脑神经麻痹,以动眼、外展及面神经麻痹居多,可单独发生。

(四)继发性面神经麻痹

腮腺炎或腮腺肿瘤、颌后化脓性淋巴结炎、中耳炎及麻风均可累及面神经,但多有原发病的特殊表现。

(五)后颅窝病变

桥小脑角肿瘤、多发性硬化、颅底脑膜炎及鼻咽癌颅内转移等原因所致的面神经麻痹,大多起病较慢,有其他脑神经受损或原发病的特殊表现。

四、辅助检查

检测面神经兴奋阈值和复合肌肉动作电位(compound muscle action potential,CMAP)能估计预后。①兴奋阈值测定 一般在病后 7 天内检查。健康人应用持续时间 0.1 秒的恒定电流刺激双侧面神经,双侧面神经的兴奋阈值差异不大于 2 mA。如兴奋阈值在正常范围,或健侧与患侧之间兴奋阈值差在 3～5 mA 预后良好;兴奋阈值差≥10 mA,预后差;兴奋阈值差为 5～10 mA,其预后介于二者之间。②CMAP 波幅测定 发病 3 周内患侧 CMAP 波幅下降为健侧的 30% 以上,可能在 2 个月内恢复;下降为健侧的 10%～30%,在 2～8 个月恢复;下降为健侧的 10% 以下,恢复较差,需 6 个月～1 年。

肌电图的面神经传导速度测定,对鉴别面神经是暂时性传导障碍,还是永久性失神经支配有帮助。

五、治疗

应设法促使局部炎症、水肿及早消退,并促进面神经功能的恢复。

(一)皮质激素

可用地塞米松 5～10 mg/d,静脉注射;或泼尼松 20～30 mg/d,于每晨一次顿服,1 周后渐停用;由带状疱疹引起者,皮质激素联合阿昔洛韦 0.2 g,每天 5 次,连服 7～10 天。

(二)B 族维生素

维生素 B_1 100 mg,维生素 B_{12} 500 μg,肌内注射,每天 1 次。

(三)理疗及针刺治疗

茎乳突附近给予热敷,或红外线照射或短波透热疗法。针灸宜在发病 1 周后进行。

(四)物理治疗

患者自己对镜用手按摩瘫痪面肌,每天数次,每次 5～10 分钟。当神经功能开始恢复后,患者可对镜练习瘫痪的各单个面肌的随意运动。

(五)眼部保护

保护暴露的角膜及预防结膜炎,可采用眼罩、滴眼药水、涂眼药膏等方法。

(六)手术治疗

面神经减压手术对部分患者有效。对长期不愈者可考虑面-舌下神经、面-副神经吻合术,但疗效不肯定。

第三节　面肌痉挛

面肌痉挛为第Ⅶ对脑神经支配的一侧面部肌肉不随意的阵发性抽搐。从眼轮匝肌开始，逐渐向下扩散波及口轮匝肌和面部表情肌，因此又称面肌抽搐或半侧颜面痉挛。传统观点认为多数患者为原发性，少数继发于脑桥小脑角肿瘤及锥体束损害等。

一、病因及病理

关于原发性面肌痉挛的病因及病理目前尚不十分清楚，可能是面神经通路上某些部位受到病理性刺激产生异常冲动的结果。微血管压迫与面肌痉挛发病密切相关，国内外许多学者相继开展微血管减压术治疗面肌痉挛，取得了很好的疗效。多数面肌痉挛患者为脑桥小脑角部血管压迫所致的观点，逐渐被人们所接受。异常动脉血管压迫都在面神经根部 5mm 以内，面神经因反复受动脉搏动刺激，导致神经纤维受压，受压部位的髓鞘发生萎缩、变性，传出、传入神经纤维的动作电流发生短路现象，中枢失去对兴奋的整合功能，当电兴奋叠加到一定程度便形成一种暴发式下传，引起面肌痉挛。压迫血管常见小脑前下动脉、小脑后下动脉、多根襻状血管（复合性）、椎动脉、无名动脉及静脉。

二、临床表现

面肌痉挛可发生于任何年龄，但以中年以后，尤以 50～60 岁发病为多，女性较男性常见。

（一）症状

面肌抽搐是其主要症状。早期为一侧眼轮匝肌抽动，后逐渐发展到同侧面部其他肌肉，且以口轮匝肌抽搐最为明显，严重时可累及颈阔肌。随病情加重，短暂性阵挛性抽搐可变为持续性，不能自行模仿和控制，但入睡后抽搐停止，两侧发作者少见。原发性面肌痉挛首发症状多在眶周肌肉，而后累及下部面肌，少数出现连带运动；继发性面肌痉挛多为眶周肌肉及下部面肌同时受累，连带运动发生率较高；精神因素引起者，常以唇肌痉挛为首发症状，多伴有精神抑郁。长期面肌抽搐而临床难愈者，可出现不同程度的焦虑、抑郁或睡眠障碍。

（二）体征

查体面部可见明显单侧肌肉阵发性抽搐,其他神经系统检查多无阳性体征发现,少数病情严重患者于病程晚期可有患侧面肌轻度瘫痪。

三、诊断与鉴别诊断

根据病史及面肌阵发性抽动特点,神经系统无其他阳性体征,肌电图可见肌纤维震颤及肌束震颤波,诊断并不困难。应与下述疾病鉴别:

（一）局灶性运动性癫痫

虽然有面肌局限性抽搐,但抽搐范围大,多波及头、颈、肢体,仅局限面肌者极少。脑电图可有癫痫波发放,如出现尖波、棘波、棘慢波等。

（二）习惯性面肌痉挛

常见于儿童及青壮年,为双侧眼睑强迫运动,可自主控制,肌电图正常。

（三）舞蹈病

可出现面肌抽动,但多为双侧,常伴有躯干、四肢的不自主运动。见于风湿性和遗传性舞蹈病,有该病的其他临床表现。

四、辅助检查

（一）电生理检查

(1)肌电图:检查结果显示面肌纤维颤动和肌束震颤异常改变,电生理标志性特征是单侧扩展反应及眨眼反射等连带运动有关的高频放电。

(2)脑电图:无异常发现。

（二）MRTA、MRI 检查

(1)MRTA 检查:阳性改变可见颅内动(静)脉变异、基底动脉瘤,尤其是脑干区血管、椎-基底动脉和迷路上的动脉异常,可直接或间接压迫面神经,对判断本病病因有重要诊断价值。

(2)MRI 检查:可发现脑干神经胶质瘤、小脑或脑桥小脑三角肿瘤等占位性病变,或脑干梗死、多发性硬化等直接或间接压迫面神经的证据。

五、诊断与鉴别诊断

（一）诊断

根据病史及面肌阵发性抽动特点,神经系统无其他阳性体征,肌电图可见肌纤维震颤及肌束震颤波,诊断并不困难。

(二)鉴别诊断

1.局灶性运动性癫痫

虽然有面肌局限性抽搐,但抽搐范围大,多波及头、颈、肢体,仅局限面肌者极少。脑电图可有癫痫波发放,如出现尖波、棘波、棘慢波等。

2.习惯性面肌痉挛

常见于儿童及青壮年,为双侧眼睑强迫运动,可自主控制,肌电图正常。

3.舞蹈病

可出现面肌抽动,但多为双侧,常伴有躯干、四肢的不自主运动。见于风湿性和遗传性舞蹈病,有该病的其他临床表现。

六、治疗

因病因不明,目前尚无理想治疗方法,可选用以下对症疗法。

(一)药物治疗

可选用各种镇静、地西泮、抗癫痫药物及神经营养药,如卡马西平、苯巴比妥、氯氮、地西泮、苯妥英钠和维生素 B_1、维生素 B_{12} 等。

(二)理疗

采用超短波治疗或对面神经各运动支做利多卡因钙离子导入。

(三)针刺疗法

可取太阳、地仓、合谷、阳白、迎香、下关、颊车等穴位。

(四)封闭疗法

在面神经颅外主干及分支周围,选择性应用维生素 B_1、维生素 B_{12} 加利多卡因封闭。

(五)肉毒杆菌毒素 A 注射

将肉毒杆菌毒素 A 注射于患侧面肌内。复发时可再次注射。

(六)其他治疗

以上治疗方法无效,症状严重的患者可选用:①酒精注射疗法;②射频温控热凝治疗;③面神经干分束术疗法;④面神经根血管减压术。但除④法外其他均破坏面神经,是以面瘫取代面肌痉挛的方法,应权衡利弊得失,慎重选择。

第四节　急性炎症性脱髓鞘性多发性神经病

急性炎症性脱髓鞘性多发性神经病（acute inflammatory demyelinating polyneuropathy，AIDP），又称经典型吉兰-巴雷综合征（Guillain-Barre syndrome，GBS），是 GBS 中最常见类型，是一种自身免疫介导的急性炎性周围神经病，常累及脑神经。

一、临床表现

多数患者病前 1～4 周有胃肠道或呼吸道感染症状或疫苗接种史。急性或亚急性起病，出现四肢完全性瘫痪及呼吸肌麻痹。瘫痪可始于下肢、上肢或四肢同时发生，下肢常较早出现，可自肢体近端或远端开始。呈弛缓性瘫痪，腱反射减低或消失。部分患者在 1～2 天内迅速加重，多于数天至 2 周达到高峰。发病时多有肢体感觉异常如烧灼感、麻木、刺痛和不适感，可先于瘫痪或同时出现，呈手套袜套样分布，震动觉和关节运动觉障碍少见，30％患者有肌肉痛。可有凯尔尼格征和拉塞格征等神经根刺激症状。

脑神经麻痹可为首发症状，双侧周围性面瘫最常见，其次是延髓麻痹，眼肌及舌肌瘫痪较少见。可有皮肤潮红、出汗增多、手足肿胀及营养障碍。

单相病程，多于发病后 4 周左右肌力开始恢复，恢复中可有短暂波动，但无复发缓解。

二、辅助检查

(一)脑脊液检查

CSF 蛋白-细胞分离为本病特征性表现之一，病后 2～4 周最为明显，但较少超过 1.0 g/L；白细胞计数一般 $< 10 \times 10^6$/L；部分患者可见寡克隆区带（oligoclonal bands，OB）。

(二)肌电图

提示远端运动神经传导潜伏期延长、传导速度减慢、F 波异常、传导阻滞、异常波形离散等。

(三)腓肠神经活检

可见炎性细胞浸润及神经脱髓鞘，轴索变性少见，可见再生神经丛（在确定诊断中一般不需要神经活检)。

三、诊断

(一)症状

发病急,发展迅速,数天内出现四肢对称性、迟缓性瘫痪,多从下肢开始。一般下肢重于上肢。可有面肌麻痹,个别呼吸肌麻痹,危及生命。肢体麻木、疼痛等症状。

(二)体征

四肢对称性、迟缓性瘫痪;手套样、袜子样感觉减退;腱反射减弱或消失;皮肤潮红,手足肿胀,多汗,血压增高或降低,心动过速。

(三)脑脊液检查

可见蛋白质含量增多,白细胞正常(称为"蛋白细胞分离"现象,一般第 2 周开始,第 3 周最明显,第 4 周以后逐渐下降)。

(四)电生理检查

肌电图早期 F 波潜伏期延长,以后出现运动或合并感觉传导速度减慢,三周后可出现失神经电位。

四、鉴别诊断

(一)低钾性周期性瘫痪

呈发作性四肢弛缓性瘫,无感觉障碍,脑神经、呼吸肌一般不受累。脑脊液检查正常,血清钾低,补钾治疗有效,可有反复发作。

(二)急性脊髓炎

发病前 1~2 周有发热病史,急性起病,呈脊髓横贯性损害,脑神经不受累。

(三)脊髓灰质炎

起病多有发热,肢体瘫痪常局限于一侧下肢,无感觉障碍。

五、治疗

(一)免疫球蛋白静脉注射(IVIg)

临床表明大剂量免疫球蛋白治疗 AIDP 有效,成人剂量 0.4 g/(kg·d),连用 5 天;少数患者在 1 个疗程后,病情仍然无好转或仍在进展,或恢复过程中再次加重者,可以延长治疗时间或增加 1 个疗程。免疫球蛋白过敏或先天性 IgA

缺乏的患者禁用。

（二）血浆交换（plasma exchange，PE）

急性重症患者可以选用，对起病 2 周内的患者使用效果更好，每周做 2～4 次，每次交换 40 mL/kg 体重。禁忌证包括严重感染、心功能不全和凝血功能障碍。

（三）肾上腺皮质激素应用

对无条件应用免疫球蛋白和血浆交换治疗的患者，可短期试用肾上腺皮质激素，甲泼尼龙 500 mg/d 或地塞米松 10 mg/d，5 天后减为半量，7～10 天为 1 个疗程。

（四）神经营养剂

可给予维生素 B 族药物及神经妥乐平等。

（五）辅助呼吸

重症 GBS 患者可累及呼吸肌致呼吸衰竭，应密切观察患者的呼吸情况，观测的主要的指标有：碳酸过多［动脉二氧化碳分压＞6.4 kPa（48 mmHg）］，低氧血症［当患者呼吸自然空气时，动脉氧分压＜7.5 kPa（56 mmHg）］，肺活量＜15 mL/kg；次要的指标有：无效的咳嗽，吞咽功能受损，肺不张。当患者存在 1 个主要指标或 2 个次要指标时，即使没有呼吸困难，仍然需要机械通气。定时翻身拍背，及时抽吸呼吸道分泌物，保持呼吸道通畅，积极预防感染。

（六）对症治疗及预防并发症

重症患者需心电监护，观察心律变化及传导阻滞；延髓麻痹不能吞咽的患者，应尽早鼻饲，以免误吸入气管导致窒息；尿潴留可加压按摩下腹部，无效时可留置导尿管；应用抗生素预防和控制坠积性肺炎及尿路感染；重症卧床患者皮下注射低分子肝素和使用弹力袜，以预防深静脉血栓形成；对于感觉迟钝性的肌肉痛、根性痛、关节痛及脑膜炎性疼痛者，可使用阿片类、加巴喷丁、卡马西平缓解疼痛。

（七）康复治疗

应及早开始，被动或主动运动，针灸、按摩、理疗及步态训练等。

第五节 慢性炎症性脱髓鞘性多发性神经病

慢性炎症性脱髓鞘性多发性神经病（chronic inflammatory demyelinating polyneuropathy，CIDP）又叫慢性吉兰-巴雷综合征，是一种慢性病程进展的，临床表现与 AIDP 相似的自身免疫性周围神经脱髓鞘疾病。CIDP 发病率较 AIDP 低。

一、病因及发病机制

本病发病机制未明，与 AIDP 相似而不相同。CIDP 体内可发现 β-微管蛋白抗体和髓鞘结合糖蛋白抗体，却未发现与 AIDP 发病密切相关的针对空肠弯曲菌及巨细胞病毒等感染因子免疫反应的证据。

二、病理

炎症反应不如 AIDP 明显，周围神经的供血血管周围可见单核细胞浸润，神经纤维水肿，有节段性髓鞘脱失和髓鞘重新形成的存在。神经膜细胞再生呈"洋葱头样"改变，轴索损伤也常见。

三、临床表现

起病隐匿，男女发病率相似，各年龄组均可发病。病前少见前驱感染，起病缓慢，并逐步进展达2个月以上。少数患者呈亚急性起病。临床表现主要为对称性肢体远端或近端无力，大多自远端向近端发展，近端受累较重。一般不累及延髓肌致吞咽困难，呼吸困难更为少见。感觉障碍常见的主诉有麻木、刺痛、紧束、烧灼或疼痛感，客观检查可见感觉丧失，不能识别物体，不能完成协调动作，肢体远端重。查体示四肢肌力减退，肌张力低，伴或不伴肌萎缩，四肢腱反射减低或消失，四肢末梢性感觉减退或消失，腓肠肌可有压痛，Kernig 征可阳性。

四、辅助检查

（一）CSF 检查

与 AIDP 相似，可见蛋白-细胞分离，蛋白含量波动于 $0.75 \sim 2 \ g/L$，病情严重程度与 CSF 蛋白含量呈正相关。少数 CIDP 患者蛋白含量正常，少数患者可出现寡克隆 IgG 区带。

(二)电生理检查

早期行 EMG 检查有神经传导速度减慢,F 波潜伏期延长,提示脱髓鞘病变,发病数月后 30% 患者可有动作电位波幅减低提示轴索变性。

(三)腓肠神经活检

可见反复节段性脱髓鞘与再生形成的"洋葱头样"提示 CIDP。

五、诊断及鉴别诊断

根据中华医学会神经病学分会的意见,CIDP 的诊断必需条件如下。

(一)临床检查

(1)一个以上肢体的周围性进行性或多发性运动、感觉功能障碍,进展期超过 2 个月。

(2)四肢腱反射减弱或消失。

(二)电生理检查 NCV

显示近端神经节段性脱髓鞘,必须具备以下 4 条中的 3 条。

(1)2 条或多条运动神经传导速度减慢。

(2)1 条或多条运动神经部分性传导阻滞或短暂离散,如腓神经、尺神经或正中神经等。

(3)2 条或多条运动神经远端潜伏期延长。

(4)2 条或多条运动神经刺激 10~15 次后 F 波消失或最短 P 波潜伏期延长。

(三)病理学检查

神经活检示脱髓鞘与髓鞘再生并存。

(四)CSF 检查

(1)若 HIV 阴性,细胞计数 $<10 \times 10^6 /L$;若 HIV 阳性,$50 \times 10^6 /L$。

(2)性病筛查实验(venereal disease research laboratories,VDRL)阴性。

应注意与以下疾病鉴别:①多灶性运动神经病是以运动神经末端受累为主的进行性周围神经病,临床表现为慢性非对称性肢体远端无力,以上肢为主,感觉正常。②进行性脊肌萎缩也为缓慢进展病程,但运动障碍不对称分布,有肌束震颤,无感觉障碍。神经电生理示 NCV 正常,EMG 可见纤颤波及巨大电位。③遗传性运动感觉性神经元病一般有遗传家族史,常合并有手足残缺,色素性视网膜炎等,确诊需依靠神经活检。④代谢性周围神经病有原发病的症状和体征。

六、治疗

许多免疫治疗方法都可以用于 CIDP,并可获得较好疗效。

(一)皮质类固醇

绝大多数 CIDP 患者对激素疗效肯定。临床应用泼尼松 100 mg/d,连用 2~4 周,再逐渐减量,大多数患者 2 个月内出现肌力改善。地塞米松 40 mg/d,静脉滴注,连续 4 天。然后 20 mg/d,共 12 天,再 10 mg/d,又 12 天。共 28 天为 1 个疗程,治疗 6 个疗程后症状可见缓解。

(二)血浆交换(PE)和静脉注射免疫球蛋白(IVIG)

PE 每周行 2~3 次,约 3 周后起效,短期疗效好。约半数以上患者大剂量 IVIG 治疗有效,一般用 IVIG 0.4 g/(kg·d),连续 5 天。或 1.0 g/(kg·d),连用 2 天,可重复使用。IVIG 和 PE 短期疗效相近,与大剂量激素合用疗效更好。

(三)免疫抑制剂

以上治疗无效可试用免疫抑制剂如环磷酰胺、硫唑嘌呤、环孢素等,可能有效。

第五章　　脊髓病变

第一节　急性脊髓炎

急性脊髓炎是指各种感染后引起自身免疫反应所致的急性脊髓炎性疾病，以病变水平以下肢体瘫痪、传导束性感觉障碍和尿便障碍为特征的疾病。

一、病因及发病机制

病因不明，多数患者发病前 1～2 周常有病毒感染史，有人还从本病患者脑脊液沉渣中检测到 Ⅱ 型疱疹病毒抗体，故目前多数学者认为其病因可能为病毒感染或病毒感染后诱发的一种变态反应，并可能系细胞介导的免疫反应。过度疲劳、外伤、受寒可能为发病诱因。

二、急性横贯性脊髓炎的临床表现

（1）病前常有上呼吸道感染史，或腹泻、受凉史等前驱症状。

（2）多为急性起病，数小时或 1～2 天达高峰，少数呈亚急性起病。

（3）病变水平以下肢体瘫痪是其特征之一。主要为上运动神经元瘫痪，但早期多有脊髓休克，表现为弛缓性瘫痪，肌张力低、腱反射弱或消失、病理反射（一）；数天或数周后渐转为痉挛性瘫，巴宾斯基征（＋）、肌张力增高、腱反射亢进、踝阵挛等。各脊髓段均可受累，以胸段最多，表现为双下肢截瘫。颈段次之，高颈位病变表现为四肢瘫伴呼吸困难；颈膨大病变上肢为弛缓性瘫，下肢为痉挛性瘫。腰段少见，主要为双下肢瘫。

（4）感觉障碍。受损平面以下传导束性感觉障碍，以痛觉消失最明显。在感觉消失区的上缘和正常感觉区之间可有 1～2 节段区感觉过敏，轻症患者感觉障碍可不明显。

(5)自主神经功能障碍。主要为大、小便障碍且应为必备症状。早期呈充盈性尿失禁，大便失禁，逐渐转变为痉挛性膀胱，呈反射性神经源性膀胱，大便困难。尚可有受累节段以下皮肤干燥、少汗或无汗、指(趾)甲脆弱等自主神经受累症状。

(6)脑脊液。压力正常，外观无色透明，细胞数及蛋白正常或轻度增高，糖及氯化物正常。

(7)MRI 表现。①病变轻度肿胀增粗；②信号异常：T_1 为等或低信号，T_2 为高信号且比较均匀；③病变范围较长且范围大，多在 3 个椎体节段以上，轴位上超过 2/3 脊髓横截面；④增强无增强或轻度小斑点增强；⑤慢性期可出现脊髓萎缩(图 5-1)。

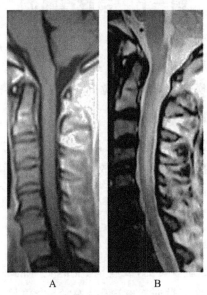

A   B

图 5-1　急性脊髓炎

A 为 T_1 WI，B 为 T_2 WI，颈髓病变呈等 T_1、长 T_2 信号，病变范围长

三、其他急性脊髓炎的临床表现

(一)急性上升性脊髓炎

起病急，进展快，病变从下肢开始，迅速发展为完全性截瘫，相继出现胸、臂、颈及呼吸肌瘫痪，很快上升至延髓，并伴有感觉缺失平面不断上升，出现呼吸困难、吞咽障碍及构音不清，称急性上升性脊髓炎，常导致呼吸衰竭，是急性脊髓炎死亡的主要原因。

(二)脱髓鞘性脊髓炎

多为急性多发性硬化的脊髓型,但因多为急性一次起病,单一病灶,因此目前称为临床孤立综合征,其中多数患者最终演变为多发性硬化。临床表现与急性横贯性脊髓炎相似,但前驱症状多不明显,多为不完全性脊髓横贯性损害,MRI 显示病灶短且范围小等。总之,对具有下列情况的脊髓炎患者应考虑为脱髓鞘性脊髓炎或临床孤立综合征。

(1)起病急,多在 2 天内症状达高峰;亚急性或慢性起病者可达 2 周到 1 个月。

(2)感觉运动障碍轻且多不对称。

(3)括约肌功能障碍少。

(4)很少出现脊髓休克。

(5)MRI 表现为单节段受累多见,多在脊髓后外侧,面积小于脊髓横截面的 1/2,长度小于 2 个椎体长度。

(6)寡克隆区带出现率高。

(7)同时存在颅内病灶较多。

(三)亚急性坏死性脊髓炎

(1)少见,50 岁以上男性较多。

(2)始为缓慢进行性加重的双下肢无力、腱反射亢进、病理征阳性,病变平面以下感觉减退,常伴肌肉萎缩。

(3)症状进一步加重出现完全性截瘫,尿便障碍,肌张力减低/腱反射减弱或消失,肌萎缩明显。

(4)脑脊液蛋白增高,细胞数多正常。

(5)本病可能是脊髓的血栓性静脉炎,脊髓血管造影有助于明确诊断。

四、诊断标准

(1)青壮年多见。

(2)病前有上呼吸道或消化道感染等前驱症状。

(3)急性起病,双下肢无力突然出现,且于数小时或数天内发展为瘫痪,极少数呈亚急性起病。

(4)胸髓多见,颈髓次之,以病变水平以下肢体瘫痪、传导束性感觉障碍和尿便障碍为特征。感觉和运动的损害双侧均匀一致,有良好的对称性(横贯性),膀胱症状必备。

(5)MRI 示病变范围较长且范围大。

(6)腰穿检查。一般无梗阻,内容正常或白细胞和蛋白质轻度增加。

(7)除外椎管内其他病变。

五、鉴别诊断

(一)视神经脊髓炎

视神经脊髓炎为视神经和脊髓的急性或亚急性脱髓鞘疾病,其脊髓损害与急性脊髓炎相似,有患者发病即呈进行性加重,很快发展成四肢瘫、呼吸肌及延髓麻痹,呈上升性脊髓炎表现。本病与急性脊髓炎主要鉴别为:①眼部病征,常为双眼,可先后或同时受累,视力模糊,并可在数小时或几天内完全失明;②常有缓解与复发史;③急性脊髓炎起病时常有背痛,但一般不甚严重。本病可有阵发性剧烈抽痛,或有痛性强直性痉挛发作。但在仅有脊髓受累而无眼部病变时,只能诊断为急性脊髓炎。

(二)脊髓肿瘤

包括:①发病缓慢,病史较长;②病变较局限,脊髓呈局限性增粗,外缘不规则,瘤体上下段有时可见脊髓坏死软化;③强化明显,有的延迟增强更显著。

六、急性脊髓炎的治疗

(一)对症治疗

加强对呼吸道的管理,应用抗生素,必要时做气管切开,尤其应注意对上升性脊髓炎及高颈段脊髓炎患者的观察;排尿障碍者应保留导尿;加强护理,防治压疮形成;营养支持等。

(二)药物治疗

(1)糖皮质激素:急性期可采用大剂量甲泼尼龙短程冲击治疗,500~1 000 mg静脉滴注,每天 1 次,连用 3~5 次;或用地塞米松 10~20 mg 静脉滴注,每天 1 次,10~14 天为 1 个疗程。使用上述药物后,可改用泼尼松口服,每天40~60 mg,维持 4~6 周后或随病情好转逐渐减量至停药。用药过程中注意对药物不良反应的观察并对症酌情处理。

(2)免疫球蛋白:成人用量按 0.4 g/(kg·d)计算,静脉滴注,连用 3~5 天。

(3)急性期患者,可酌情应用抗病毒药。

(4)神经营养代谢剂:B 族维生素、三磷腺苷等。近有报道用单唾液酸四己糖神经节苷脂(GM-1)治疗急性脊髓炎,在用甲泼尼龙及丙种球蛋白基础上,加用 GM-1 100 mg,静脉滴注,连用 4 周。结果显示治疗组神经功能改善程度明显高于对照组,尤以运动功能改善显著,病灶节段缩小程度也明显好于对照组。

(三)早期康复治疗

早期康复治疗对功能恢复及改善预后有重要意义,尤应注意纠正足下垂,防止肢体痉挛及关节挛缩。

第二节　脊髓压迫症

脊髓压迫症是一组椎管内或椎骨占位性病变所引起的脊髓受压综合征,随病情进展出现脊髓半切综合征和横贯性损害及椎管梗阻,脊神经根和血管可有不同程度受累。

一、病因及发病机制

(一)病因

包括:①肿瘤最常见,约占 1/3 以上,大多数起源于脊髓组织及邻近结构,如神经鞘膜瘤、脊髓肿瘤及恶性髓内胶质瘤等;其次为来自肺、乳腺、肾脏和胃肠道等的转移瘤,多见于硬膜外;脊柱恶性肿瘤可沿椎管周围静脉丛侵犯脊髓,淋巴瘤和白血病也可以该病为首发表现。②炎症如细菌、结核和寄生虫感染,通过血行播散、邻近组织蔓延及直接种植(医源性),引起椎管或脊柱急性脓肿、慢性肉芽肿、脊髓蛛网膜炎及蛛网膜囊肿等压迫脊髓。③脊柱外伤如骨折、脱位及椎管内血肿形成。④脊柱退行性病变如椎间盘脱出症、后纵韧带钙化和黄韧带肥厚等。⑤先天性疾病如颅底凹陷症、寰椎枕化、颈椎融合畸形等,脊髓血管畸形可造成硬膜外及硬膜下血肿。

(二)发病机制

脊髓受压早期可通过移位、排挤脑脊液及表面静脉的血液而得到代偿,外形虽有明显改变,但神经传导路径并未中断,可不出现神经功能受损;后期代偿可出现骨质吸收,使局部椎管扩大,但此时多有明显的神经系统症状与体征。

脊髓受压的病因和速度影响其代偿机制的发挥,急性压迫通常无充分代偿时机,脊髓损伤严重;慢性受压时能充分发挥代偿机制,病情相对轻。此外,病变部位亦有影响,如髓内病变直接侵犯神经组织,症状出现早;硬膜外占位性病变由于硬脊膜阻挡,对脊髓压迫比硬膜内病变轻。如动脉受压而供血不足,可引起脊髓变性萎缩;静脉受压淤血引起脊髓水肿。

二、临床表现

急性脊髓压迫症病情进展迅速,脊髓功能可于数小时至数天内完全丧失,多表现脊髓横贯性损害,常有脊髓休克。

慢性脊髓压迫症呈缓慢进行性发展。通常表现为 3 期。①根痛期:神经根痛及脊膜刺激症状;②脊髓部分受压期:表现脊髓半切综合征;③脊髓完全受压期:出现脊髓完全横贯性损害。3 期的表现并非绝对孤立,常可相互重叠。

(一)神经根症状

表现为神经根痛或局限性运动障碍。病变刺激引起后根分布区自发性疼痛,常如电击、烧灼、刀割或撕裂样,用力、咳嗽、排便等增加胸腔、腹腔压力的动作可触发或加剧疼痛,体位改变可使症状减轻或加重,有时可表现相应节段的"束带感",神经根症状可随病情进展由一侧性、间歇性变为两侧性、持续性。检查可发现感觉过敏带,后期为节段性感觉障碍。脊髓腹侧病变使前根受压,早期出现运动神经根刺激症状,表现其支配肌群肌束颤动,以后出现肌无力或肌萎缩。根性症状对于判定病变水平很有价值。

(二)感觉障碍

脊髓丘脑束受损产生对侧较病变水平低 2~3 个节段以下的躯体痛、温觉减退或缺失,由于脊髓各节段感觉传导纤维在髓内有一定的排列顺序,故髓内、髓外病变感觉障碍的水平及发生次序不同,髓内病变早期为病变节段支配区分离性感觉障碍,累及脊髓丘脑束时感觉障碍自病变节段向下发展,鞍区($S_3 \sim S_5$)感觉保留至最后才受累,称为"马鞍回避";髓外病变感觉障碍常自下肢远端开始向上发展至受压节段,此特征有助于髓内外病变的鉴别。后索受压可产生病变水平以下同侧深感觉缺失。晚期出现脊髓横贯性损害,病变水平以下各种感觉缺失。

(三)运动障碍

一侧或双侧锥体束受压引起病变以下同侧或双侧肢体痉挛性瘫痪,表现肌张力增高、腱反射亢进及病理征阳性。初期双下肢呈伸直样痉挛性瘫,晚期多呈屈曲样痉挛性瘫。脊髓前角及前根受压可引起病变节段支配肌肉弛缓性瘫痪,伴有肌束颤动和肌萎缩。急性脊髓损害早期表现脊髓休克,病变水平以下肢体呈弛缓性瘫。

(四)反射异常

受压节段因后根、前根或前角受累而出现病变节段腱反射减弱或消失。锥体束受损则损害水平以下同侧腱反射亢进、病理反射阳性、腹壁反射和提睾反射消失。脊髓休克时各种反射均不能引出。

(五)自主神经症状

髓内病变较早出现括约肌功能障碍,病变在圆锥以上早期出现尿潴留和便秘,晚期出现反射性膀胱;马尾、圆锥病变出现尿便失禁。病变水平以下因血管运动和泌汗功能障碍,可见少汗、无汗、皮肤干燥及脱屑。

(六)脊膜刺激症状

多由硬膜外病变引起,表现为脊柱局部自发痛、叩击痛,活动受限如颈部抵抗和直腿抬高试验阳性等。

三、辅助检查

要明确脊髓病变的节段、性质及压迫程度,除通过临床查体获得有价值的定位体征外,尚需选择适当的辅助检查帮助确定。

(一)脑脊液检查

脑脊液动力学变化、常规、生化检查对判定脊髓压迫症及程度很有价值。如压迫性病变造成脊髓蛛网膜下腔完全阻塞时,在阻塞水平以下测压力很低,甚至测不出;部分性阻塞或未阻塞者,压力正常甚至增高。压颈试验(Queckenstedt test)可证明椎管有严重梗阻,但试验正常不能排除没有梗阻;如压颈后上升较快而解除压力后下降较慢,或上升慢下降更慢提示可能为不完全梗阻。椎管严重梗阻时,CSF 蛋白含量明显增高而细胞数正常,即蛋白、细胞分离;蛋白含量超过 10 g/L 时 CSF 呈黄色,流出后可自动凝结,称为弗洛因综合征。一般梗阻越完全、时间越长、梗阻平面越低,蛋白含量越高。在梗阻平面以下行腰穿放 CSF 并做压颈试验时,可能造成占位病灶移位而使压迫症状加重,表现为腰穿后根神经痛、肢体力弱和尿潴留明显加重,应予注意。怀疑硬脊膜外脓肿时,切忌在脊柱压痛部位及其附近进行腰穿,以防将病原菌带入蛛网膜下腔,造成化脓性感染。

(二)脊柱 X 线片

可发现脊柱骨折、脱位、错位、结核、骨质增生及椎管狭窄,肿瘤可出现椎弓根间距增宽、椎弓根变形、椎间孔扩大、椎体后缘凹陷或骨质破坏等。

(三)脊髓造影

可显示脊髓梗阻界面,椎管完全梗阻时,上行造影只显示压迫性病变的下界,下行造影显示病变的上界。

(四)CT 及 MRI

能清晰显示脊髓压迫的影像,尤其是 MRI 能清晰显示解剖层次、椎管内软组织病变轮廓,可提供脊髓病变部位、上下缘界限及性质等信息。

四、诊断及鉴别诊断

首先要明确脊髓损害为压迫性或非压迫性;而后确定受压部位及平面,病变是髓内、髓外硬膜内或髓外硬膜外;最后确定压迫性病变的病因及性质。

(一)脊髓压迫症与非压迫性病变的区别

1.急性脊髓炎

急性起病,病前有发热、全身不适等前驱症状,脊髓损害症状在数小时至数天内达到高峰,呈横贯性脊髓损伤体征,是主要鉴别点。急性期 CSF 蛋白含量可增高,椎管偶有梗阻,MRI 可见病变节段脊髓水肿增粗,酷似髓内肿瘤,但随着病情好转,脊髓水肿可完全消退,此点有助于鉴别。

2.脊髓蛛网膜炎

可继发于非特异性炎症或结核性、梅毒性脑脊髓膜炎,椎管内多次注射药物、椎间盘进行多次手术和脊髓麻醉等均可造成蛛网膜粘连,并可压迫血管影响血液供应,出现神经根、脊膜与脊髓受损表现。症状时轻时重,病损常不对称,尤其感觉障碍多为根性、节段性或斑块状不规则分布,神经根痛可单发或多发。CSF 动力学试验可有梗阻,蛋白含量增高,椎管造影显示造影剂呈滴状或斑块状分布。

3.脊髓空洞症

起病隐袭,病程长,病变多位于下颈段与上胸段,表现病变水平以下分离性感觉障碍、下肢锥体束征,神经根痛少见,皮肤营养改变明显。腰穿无梗阻现象,CSF 检查一般正常。MRI 可显示脊髓内长条形空洞。

(二)脊髓病变节段的确定

早期可根据节段性症状如神经根痛、感觉减退区、腱反射改变和肌萎缩、棘突压痛及叩击痛等定位;通常感觉平面最具有定位意义。脊髓造影和 MRI 可准确定位。

(三)髓内、髓外硬膜内、髓外硬膜外病变鉴别

髓内外病变鉴别可具体参照表 5-1。

表 5-1 脊髓内外病变的鉴别

鉴别点	髓内	髓外
根性痛	少见	多见
感觉障碍	向下发展	向上发展
感觉分离	有	无
肌肉萎缩	明显	不明显
锥体束征	出现晚	出现早、显著
尿潴留	出现早	出现晚

1.髓内病变

神经根痛少见,症状常为双侧性。感觉障碍自病变节段开始呈下行性发展,常为分离性感觉障碍,有马鞍回避;节段性肌肉瘫痪与萎缩明显;括约肌功能障碍出现早且严重。椎管梗阻出现较晚,常不完全,CSF 蛋白含量增加多不明显。脊柱 X 线平片较少阳性发现,脊髓碘油造影显示病变区脊髓局部增粗或蛛网膜下腔变窄。慢性髓内病变多为肿瘤或囊肿,急性病变多为脊髓出血,可由脊髓血管畸形破裂或肿瘤出血引起。

2.髓外硬膜内病变

神经根刺激或压迫症状出现早,在较长时间内可为唯一的临床表现,是神经鞘瘤最常见的首发症状。脊髓损害自一侧开始,由脊髓部分压迫、脊髓半切损害逐渐发展为横贯性损害。感觉障碍自足开始呈上行性发展,括约肌障碍出现较晚,椎管梗阻较早而完全,CSF 蛋白明显增高,脊柱 X 线可见骨质破坏,脊髓造影显示边缘清晰光滑的充盈缺损或肿瘤轮廓,脊髓向病变对侧推移。MRI 可清晰显示占位性病变部位及大小。多为神经鞘瘤和脊膜瘤,病程进展缓慢。

3.髓外硬膜外病变

可有神经根刺激症状,但更多见局部脊膜刺激症状。因硬脊膜的阻挡,脊髓压迫性损害症状出现较晚,常在椎管已有明显或完全梗阻后才发生。感觉障碍亦呈上行性发展,括约肌障碍出现较晚,受压节段肌萎缩不明显。CSF 蛋白增高不明显,脊柱 X 线片常有阳性发现,脊髓造影可显示梗阻平面但不锐利,CT、MRI 有助于诊断。硬膜外病变多样,如来自脊椎及邻近软组织的肿瘤、寒性脓

肿、结核性肉芽肿及急性细菌性脓肿，癌瘤转移多见，以及外伤如骨折、脱位和硬膜外血肿等。感染一般有全身中毒症状及感染灶，外伤常有明确的外伤史，硬膜外肿瘤多为恶性，早期出现明显疼痛，症状进展一般较硬膜外血肿及脓肿缓慢。

4.确定病因和病变性质

一般髓内或髓外硬膜内病变以肿瘤最常见。髓外硬膜外压迫多为椎间盘脱出症，腰段、颈下段多见；外伤、转移瘤亦较多见；急性压迫多为外伤、硬膜外脓肿，外伤性硬膜外血肿，症状、体征进展迅速，脓肿常伴有炎症特征；转移瘤发展较快，神经根痛及骨质破坏明显。

五、治疗

（一）治疗原则

治疗原则是尽快去除脊髓受压的病因，能行手术者应及早进行，如切除椎管内占位性病变、椎板减压术及硬脊膜囊切开术等。急性压迫性病变的手术治疗尤须抓紧时机，力争在起病 6 小时内减压。硬脊膜外脓肿应紧急手术并给予足量抗生素，脊柱结核在根治术同时进行抗结核治疗。恶性肿瘤或转移瘤可酌情进行手术，术后需进行放疗或化疗，不宜手术者可行放疗和化疗。

（二）康复治疗及功能锻炼

瘫痪肢体应积极进行康复治疗及功能锻炼，长期卧床者应防治肺炎、压疮、泌尿系感染和肢体挛缩等并发症。

第三节　脊髓亚急性联合变性

脊髓亚急性联合变性（subacute combined degeneration of the spinal cord, SCD）是由于维生素 B_{12} 的摄入、吸收、结合、转运或代谢障碍，导致体内含量不足引起的神经系统变性疾病，其病变主要累及脊髓后索、侧索和周围神经，严重时大脑白质及视神经也可受累。临床以双下肢深感觉减退、感觉性共济失调、痉挛性瘫痪和周围神经损害并常伴有贫血为特征。

一、病因和发病机制

(一)维生素 B_{12} 缺乏

维生素 B_{12} 缺乏是本病发生的主要因素。维生素 B_{12} 存在于动物蛋白(如肝、肉等)中,进入胃后在胃液作用下与动物蛋白肽分离,很快与胃黏膜壁细胞分泌的内因子结合成内因子-维生素 B_{12} 复合物,后者在回肠末端被吸收入血,并和血液中结合钴胺蛋白转运到组织中才能被利用。当由于多种因素引起维生素 B_{12} 摄入不足、吸收不良、转运和代谢障碍时均可导致其缺乏,最终引起髓鞘脱失、轴索变性。维生素 B_{12} 又是造血过程中的重要辅酶,故本病常与巨幼红细胞性贫血同时存在。

(二)叶酸缺乏

因为叶酸代谢与维生素 B_{12} 代谢有密切关系。

(三)长期接触或使用氧化亚氮麻醉

长期接触或使用氧化亚氮麻醉后也可导致 SCD,氧化亚氮可致维生素 B_{12} 钴的原子产生不可逆的氧化反应,使维生素 B_{12} 失去活性。

(四)微量元素

有研究发现 SCD 与铜含量不足有关。

二、临床表现

(1)多中年以后隐匿起病,缓慢进展。

(2)存在可引起维生素 B_{12} 缺乏的诱因 长期严格素食饮食、萎缩性胃炎、胃大部切除术、小肠吸收不良及某些影响维生素 B_{12} 吸收的药物(如依地酸钙钠、新霉素等)使用史。

(3)早期多有贫血、倦怠、腹泻和舌炎等病史。

(4)脊髓后索损害症状 主要为深感觉缺失、感觉性共济失调。表现为行走踩棉花感、步态不稳、步态蹒跚、步基增宽。查体可见:Romberg 征阳性,跟膝胫试验阳性,双下肢振动觉、位置觉障碍,以远端明显;浅感觉多正常。部分患者出现 Lhermitte 征(屈颈时出现由脊背向下放射的触电感)。

(5)锥体束损害症状 双下肢不完全痉挛性瘫痪,肌张力增高、腱反射亢进、病理征阳性;周围神经病变较重时则表现为肌张力减低、腱反射减弱,病理征阳性。晚期可出现括约肌功能障碍。

(6)周围神经损害症状 手指、足趾末端对称性刺痛、麻木和烧灼感等,少数患者可有手套-袜套样痛觉减退;少数患者可见视神经萎缩及中心暗点。

(7)实验室检查。①血常规:红细胞计数和血红蛋白含量降低,血网织红细胞减少,提示巨细胞低色素性贫血;②血清维生素 B_{12} 浓度测定:多低于正常 $(0.22\sim0.94 \text{ ng/mL})$;血清维生素 B_{12} 水平正常者行 Schilling 试验,可发现维生素 B_{12} 吸收障碍;③血清叶酸浓度测定:常低于 3 ng/mL;④脑脊液髓鞘碱性蛋白浓度动态监测:可发现活动性髓鞘降解;⑤血甲基丙二酸和同型半胱氨酸测定:SCD 患者这两种物质水平升高,且该指标较维生素 B_{12} 测定更加敏感。

(8)电生理检查。能较早地发现 SCD 患者亚临床病变。神经传导速度测定均有感觉和(或)运动传导速度减慢,体感诱发电位异常,视觉诱发电位异常。

(9)影像学检查。MRI 可显示脊髓病变部位,病灶呈条形或点片状,为 T_1 低信号, T_2 高信号。

三、治疗

(一)病因治疗

纠正或治疗导致维生素 B_{12} 缺乏的原发疾病,纠正营养不良,改善膳食结构,食用富含维生素 B_{12} 的食物,如粗粮、蔬菜和动物肝脏,戒酒,治疗肠炎、胃炎等导致吸收障碍的疾病。

(二)药物治疗

一旦确诊或拟诊 SCD 时,尽早应用维生素 B_{12} 治疗,常用剂量 $500\sim1\,000\ \mu g/d$,肌内注射,连用 $4\sim6$ 周,再减量应用 $4\sim6$ 周后改口服制剂,总疗程 6 个月。部分患者需终生用药,合用维生素 B_1 和维生素 B_6 效果更佳。贫血患者应加用铁剂和叶酸治疗。

(三)康复治疗

加强瘫痪肢体的功能锻炼,可辅以针灸、理疗等。

第四节　脊髓空洞症

脊髓空洞症(syringomyelia,SM)是一种慢性进行性脊髓变性疾病,病变多位于颈髓,亦可累及延髓,称为延髓空洞症,可单独发生或与脊髓空洞症并发。

典型临床表现为节段性分离性感觉障碍、病变节段支配区肌萎缩及营养障碍。

一、病因与发病机制

确切病因及发病机制尚不清楚,较普遍的观点认为是由多种致病因素所致的综合征,因素如下。

(一)先天性发育异常

本病常合并扁平颅底、小脑扁桃体下疝、脊柱裂、脑积水、颈肋、弓形足等畸形,故认为本病是脊髓先天性发育异常所致,可能由于胚胎期脊髓神经管闭合不全或脊髓内先天性神经胶质增生导致脊髓中心变性所致。

(二)机械因素

颈枕区先天性异常,影响 CSF 从第四脑室进入蛛网膜下腔,因脑室内压力搏动性增高并不断冲击脊髓中央管,使之逐渐扩大,最终导致与脊髓中央管相通的交通型脊髓空洞。

(三)脊髓血液循环异常

引起脊髓缺血、坏死、液化形成空洞。

(四)其他

脊髓肿瘤囊性变、脊髓损伤、脊髓炎、蛛网膜炎等所致的继发性脊髓空洞症,多为非交通型。

二、病理

(1)空洞最常见于脊髓颈段,可向脑干或胸髓扩展,腰髓较少受累,偶有多发空洞而互不相通。

(2)病变多首先侵犯灰质前连合,对称或不对称地向后角和前角扩展。

(3)空洞周围有时可见异常血管,管壁呈透明变性。

(4)延髓空洞多呈单侧纵裂状,可累及内侧丘系交叉纤维、舌下神经核及迷走神经核。

三、临床表现

(1)发病年龄通常在 20～30 岁,偶尔发生于儿童期或成年以后,男性多。

(2)起病隐匿,进展缓慢。

(3)空洞常始于中央管背侧灰质一侧或双侧后角底部,故最早症状为相应支配区自发性疼痛。继而出现节段性分离性感觉障碍,表现为痛温觉减退或缺失,深感觉相对保存,患者常在损伤后发现无痛觉而就诊。痛、温觉缺失范围可逐渐扩大至两上肢及胸背部。呈短上衣样分布。晚期当空洞扩展至后柱和脊髓丘脑束,则出现空洞水平以下传导束性各种感觉障碍。

(4)前角细胞受累出现相应节段肌萎缩、肌束颤动、肌张力减低和腱反射减弱,颈膨大区空洞则双手肌萎缩明显。空洞水平以下出现锥体束征。

(5)病变侵及侧柱交感神经中枢($C_8 \sim T_2$侧角)出现同侧霍纳综合征。

(6)常见神经源性关节病和皮肤营养障碍 关节痛觉缺失可引起关节磨损、萎缩和畸形,关节肿大,活动度增加,运动时有摩擦音而无痛觉,即夏科特关节。晚期可有神经源性膀胱和尿便失禁。

(7)延髓空洞症很少单独发生,常为脊髓空洞的延伸,多不对称,故症状和体征多为单侧性。三叉神经脊束或核受累出现面部痛温觉减退或缺失,呈洋葱皮样分布,从外侧向鼻唇部发展;病灶累及疑核出现吞咽困难、饮水呛咳等延髓麻痹症状;舌下神经核受累则伸舌偏向患侧、同侧舌肌萎缩及肌束颤动;累及面神经核出现周围性面瘫;前庭小脑通路受累出现眩晕、眼震和步态不稳。

(8)脊髓空洞症常合并脊柱侧弯或后突畸形、隐性脊柱裂、颈枕区畸形、小脑扁桃体下疝、颈肋和弓形足等先天畸形。

四、辅助检查

(1)X线检查可发现夏科特关节、颈枕区畸形、脊柱畸形等。

(2)MRI是确诊本病的首选方法,可清楚显示空洞的位置、大小、范围,以及是否合并阿诺德-基亚里畸形等(图5-2)。

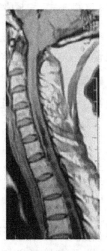

图 5-2　阿诺德-基亚里畸形合并脊髓多发空洞

五、鉴别诊断

(一)脊髓肿瘤

髓内肿瘤进展较快,膀胱功能障碍出现较早,锥体束征多为双侧,可发展为横贯性损害,营养性障碍少见,MRI 检查可确诊。

(二)颈椎病

可出现手及上肢肌萎缩,但不显著。常见神经根痛,感觉障碍呈根性分布,颈部活动受限,颈部后仰时疼痛。颈椎 X 线片、CT 和 MRI 检查可资鉴别。

(三)肌萎缩性侧索硬化症

多中年起病,为上、下运动神经元同时受累,严重肌无力、肌萎缩与腱反射亢进、病理反射并存,无感觉障碍和营养障碍。

六、治疗

本病进展缓慢,常可迁延数十年之久。无特效治疗方法。

(一)对症处理

可给予镇痛剂、B 族维生素、ATP、辅酶 A、肌酐等;痛觉消失者应防止外伤、烫伤或冻伤,防止关节挛缩,并辅助被动运动、按摩及针刺治疗等。

(二)手术治疗

对空洞较大、伴有椎管梗阻者可行上颈段椎板切除减压术,合并颈枕区畸形及小脑扁桃体下疝者可考虑枕骨下减压及手术矫治颅骨及神经组织畸形;张力性空洞可行脊髓切开及空洞-蛛网膜下腔分流术;合并阿诺德-基亚里畸形可先考虑脑脊液分流;脊髓内肿瘤所致空洞可行肿瘤切除术;囊性空洞行减压术后可暂时缓解。

(三)放射治疗

可试用放射性核素[131]I 疗法(口服法或椎管内注射法),但疗效不肯定。

需要说明的是,部分脊髓空洞症患者可以自发缓解,提示保守治疗可能成为优先考虑的选择。

第五节　脊髓血管病

脊髓血管病发病率比脑血管病低,据发病可以分为原发性和继发性两类。

一、病因及发病机制

据病理改变可分为出血性和缺血性、血管畸形,详见图 5-3。

(一)缺血性

缺血性指由于营养脊髓的血管闭塞或血流减少导致灌流区域内的脊髓急性缺血。供应脊髓的小动脉基本不发生粥样硬化,也很少发生各种脉管炎。脊髓梗死的病因通常不在梗死的局部而在远处,如主动脉病变尤其是肋间动脉和腰动脉在主动脉开口处的狭窄,常可引起脊髓缺血。脊髓缺血中以脊髓前动脉综合征较常见。

(二)出血性

病因常是外伤、血管畸形、血液病及抗凝治疗等。

(三)血管畸形

血管畸形是由于脊膜脊髓血管的先天发育异常,诊断上有一定难度,确诊常需血管造影。

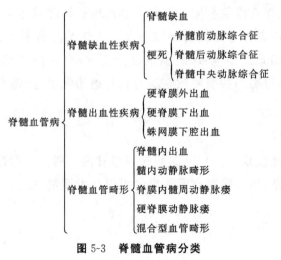

图 5-3　脊髓血管病分类

二、临床表现

(一)缺血性

1.脊髓短暂性缺血发作

特点:①突发性双下肢沉重、无力甚至瘫痪,可伴有轻度尿便障碍,检查可有轻度锥体束损害征;②短时性,一次发作持续数分钟或数小时,完全缓解,症状及体征消失;③反复性,可多次刻板发作。表现为无诱因突然发作,间断性跛行,在行走一定距离后迅速出现下肢无力,休息后缓解。

2.脊髓梗死

(1)卒中样起病,多数患者出现首发症状到症状体征达到高峰的时间在数小时之内。

(2)首发症状常为根性疼痛。

(3)缺血部位以中胸段或下胸段多见。

(4)腰穿椎管多通畅,脑脊液蛋白可轻度升高,但无特异性。

(5)脊髓 MRI 检查:急性期脊髓肿胀及信号异常;或萎缩(晚期)。

(6)因发生闭塞的供血动脉不同分为 3 种。①脊髓前动脉闭塞综合征:出现脊髓腹侧 2/3 受损表现为肢体的运动障碍;分离性感觉障碍(痛温觉减退或消失,而触觉和深感觉正常或仅轻微减退);肛门周围感觉常不受侵犯(骶部回避),这是因为从脊髓最表面走行的这部分纤维受到侧支循环丰富的周围动脉系保护;尿便障碍,脊髓休克早期为尿便潴留,后期为尿失禁,大便失禁少见。②脊髓后动脉闭塞综合征:少见,出现脊髓背侧 1/3 受损表现为病变水平以下深感觉缺失及感觉性共济失调;无浅感觉及锥体束损害;无尿便障碍。③脊髓中央动脉闭塞综合征:表现为病变水平相应节段的下运动神经元性瘫痪,肌张力降低,肌肉萎缩;多无感觉及锥体束损害。

(二)出血性

(1)卒中样起病。

(2)激烈的根性疼痛。

(3)腰穿为血性脑脊液。

(4)CT 或 MRI 检查呈现出血性表现。

(5)因出血部位不同表现如下。①硬脊膜外出血和硬膜下出血:主要为脊髓压迫症的表现,先为局部根性疼痛,继而在短时间内发生不同程度的脊髓压迫损害甚至截瘫症状,即病变水平以下的运动、感觉及尿便障碍。②脊髓蛛网膜下腔出血:青壮年多见,表现为突发严重根性痛,脑膜刺激征(十),运动、感觉障碍等无或很轻。③脊髓出血:中壮年居多,为突然发生的严重根性痛,数分钟至数小时后截瘫,呈脊髓休克表现。

(三)血管畸形

血管畸形是一种脊膜脊髓血管的先天发育异常,占椎管内肿瘤的3.3%～4.0%,占脊髓肿瘤的3%～11%。多为隐袭起病、缓慢进展,临床诊断困难。

在脊髓血管畸形中最常见的是硬脊膜动静脉瘘,其诊断主要据:①发病率高,占脊髓血管畸形的70%～80%;②中老年多,男性多,下胸段及腰段多;③多为隐袭起病,病情缓慢发展,病程长,但可因某种诱因而使症状突然加重或急性发作;④主要表现为双下肢的感觉、运动及括约肌障碍,早期症状常较轻,如下肢麻木、间歇性跛行,症状体征逐渐加重;⑤MRI见脊髓肿胀、髓周有异常血管影,髓内信号异常等;脊髓MRI强化或MRA显示更明显;⑥选择性脊髓血管造影可显示蚯蚓爬行状的异常血管影(图5-4)。

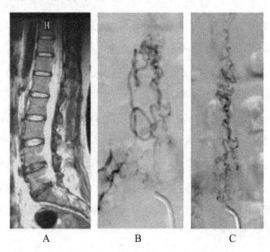

图 5-4　脊髓血管畸形(硬脊膜动静脉瘘)

A 为 MRI T₂像,椎管内信号不均,有血管流空影;B、C 为脊髓造影,显示不规则迂曲脊髓血管畸形

三、诊断和鉴别诊断

(一)诊断

1.马尾性间歇性跛行

马尾性间歇性跛行为腰椎椎管狭窄所致,常有腰骶区疼痛,感觉症状较运动

症状重,双下肢麻木,在行走一段距离后出现双下肢疼痛,休息后减轻或消失,腰前屈时症状减轻,后仰时加重。

2.下肢血管性间歇性跛行

下肢血管性间歇性跛行多为下肢动脉脉管炎所致,表现为下肢间歇性疼痛、无力、苍白、皮肤温度降低、足背动脉搏动减弱或消失,超声多普勒检查有助于诊断。

(二)鉴别诊断

急性脊髓炎应与脊髓梗死鉴别,前者病前常有感染史或疫苗接种史,起病比后者慢,根性疼痛不明显,脑脊液细胞数明显增高,对激素治疗反应较好。

四、治疗与预后

(1)缺血性脊髓疾病与缺血性脑血管疾病的治疗原则相同,可应用扩血管剂及神经营养剂等。

(2)硬脊膜外和硬脊膜下血肿,应紧急清除血肿,解除压迫。

(3)其他类型椎管内出血治疗与脑蛛网膜下腔出血或脑出血治疗相同。

(4)脊髓血管畸形可行血管结扎、切除或介入栓塞治疗。

(5)对症治疗。如疼痛明显者给予镇静止痛剂;加强护理,防治压疮及尿路感染等;功能训练及康复治疗,促进功能恢复。

参 考 文 献

[1] 张敏.神经病学临床与康复[M].哈尔滨:黑龙江科学技术出版社,2020.

[2] 方千峰.常见内科疾病临床诊治与进展[M].北京:中国纺织出版社,2020.

[3] 田银,徐鹏.脑电与认知神经科学[M].北京:科学出版社,2021.

[4] 刘素霞,马悦霞.实用神经内科护理手册[M].北京:化学工业出版社,2019.

[5] 郑世文.临床神经系统疾病诊疗[M].北京:中国纺织出版社,2020.

[6] 张爱萍.神经系统疾病诊治与康复[M].天津:天津科学技术出版社,2020.

[7] 曾干,欧阳国华,姚建华.新编神经系统与精神病学[M].天津:天津科学技术出版社,2018.

[8] 李博.神经系统肿瘤诊断与治疗[M].长春:吉林科学技术出版社,2019.

[9] 田锦勇.神经内科系统疾病基础与进展[M].昆明:云南科技出版社,2020.

[10] (美)弗兰克·奈特(FRANK H.NETTER).奈特图解医学全集 第7卷 神经系统疾病[M].北京:北京大学医学出版社,2020.

[11] 张智博.神经系统常见疾病最新诊治指南解读[M].长沙:中南大学出版社,2018.

[12] 刘广志,樊东升.临床神经病学手册[M].北京:北京大学医学出版社,2021.

[13] 田锦勇.临床神经系统疾病诊治[M].北京:中国纺织出版社,2019.

[14] 王拥军.神经病学[M].北京:北京大学医学出版社,2019.

[15] 张曙.现代神经系统疾病诊疗与监护[M].天津:天津科学技术出版社,2020.

[16] 陈哲.常见神经系统疾病诊治[M].天津:天津科学技术出版社,2020.

[17] 郭玉峰.神经系统疾病药物治疗与防控[M].北京:科学技术文献出版社,2020.

[18] 王韵.神经系统 基础与临床 第2版[M].北京:北京大学医学出版社,2019.

[19] 张兵钱.神经系统常见病诊护[M].北京:科学技术文献出版社,2020.

[20] 丁娟.简明神经内科学[M].长春:吉林科学技术出版社,2019.

[21] 王璇.神经内科诊断与治疗学[M].西安:西安交通大学出版社,2018.

[22] 刘建丰,李静,刘文娟.神经系统常见症状鉴别诊断[M].北京:化学工业出版社,2020.

[23] 孙洁.神经内科疾病诊疗与康复[M].长春:吉林科学技术出版社,2019.

[24] 檀国军.视神经脊髓炎谱系疾病[M].北京:科学技术文献出版社,2020.

[25] 李杰.神经系统疾病内科治疗实践[M].长春:吉林科学技术出版社,2019.

[26] 宫文良.神经系统常见疾病诊疗与康复[M].哈尔滨:黑龙江科学技术出版社,2020.

[27] 王璇.常见神经系统疾病诊疗[M].北京:中国纺织出版社,2019.

[28] 崔天国,杨冬,冯鹏,等.全科医师手册[M].郑州:河南科学技术出版社,2018.

[29] 王红雨.神经系统疾病诊疗学[M].长春:吉林大学出版社,2019.

[30] 约翰·C.M.布鲁斯特(John C.M.Brust).现代神经病学诊断与治疗[M].北京:清华大学出版社,2020.

[31] 李小刚.脑血管病基础与临床[M].北京:科学技术文献出版社,2020.

[32] 魏佳军,曾非作.神经内科疑难危重病临床诊疗策略[M].武汉:华中科学技术大学出版社,2021.

[33] 郭毅.神经系统疾病经颅磁刺激治疗[M].北京:科学出版社,2021.

[34] 阎欣,刘晓阳,杨星昱,等.腓肠神经传导速度检测在评估奥沙利铂诱导性周围神经病中的价值[J].大连医科大学学报,2020,42(3):215-218,222.

[35] 郭盼,周游,邻国虎.微血管减压术治疗三叉神经痛的研究进展[J].局解手术学杂志,2021,30(7):643-646.

[36] 米重阳,李宇飞,曲志钊,等.原发性三叉神经痛的治疗进展[J].神经损伤与功能重建,2021,16(6):350-351,363.

[37] 田文生,刘飞.奥扎格雷钠治疗血栓形成性脑梗死临床观察[J].内蒙古医学杂志,2008,40(6):726-727.

[38] 袁平,周翔宇,陈枫.急性脑梗死患者中性粒细胞黏附分子表达的变化及意义探讨[J].脑与神经疾病杂志,2006,14(1):20-23.

[39] 李静乔,余泽波.新型隐球菌性脑膜炎患者预后影响因素研究[J].现代医药卫生,2020,36(21):3477-3480.